天津市科普重点项目

医患交流·癌症防治与康复系列丛书

甲状腺肿瘤
百问百答

名誉主编　高　明

主　　编　郑向前

副主编　李亦工　高　婕　王　欣

编　　委　（按姓氏汉语拼音排序）

　　　　　池嘉栋　贾永胜　李大鹏　王舒朗

　　　　　魏松锋　运新伟　赵敬柱

U0339625

天津出版传媒集团

天津科技翻译出版有限公司

图书在版编目(CIP)数据

甲状腺肿瘤百问百答 / 郑向前主编. —天津:天津科技翻译出版有限公司, 2017.6
(医患交流·癌症防治与康复系列丛书)
ISBN 978-7-5433-3715-2

Ⅰ.①甲… Ⅱ.①郑… Ⅲ.①甲状腺疾病–腺癌–诊疗–问题解答 Ⅳ.①R736.105–44

中国版本图书馆 CIP 数据核字(2017)第 129034 号

出　　　版:天津科技翻译出版有限公司
出 版 人:刘 庆
地　　　址:天津市南开区白堤路 244 号
邮政编码:300192
电　　　话:(022)87894896
传　　　真:(022)87895650
网　　　址:www.tsttpc.com
印　　　刷:天津市银博印刷集团有限公司
发　　　行:全国新华书店
版本记录:700×960　16 开本　6.25 印张　65 千字
　　　　　2017 年 6 月第 1 版　2017 年 6 月第 1 次印刷
　　　　　定价:15.00 元

(如发现印装问题,可与出版社调换)

丛书编委会名单

名誉主编	王 平 李 强
名誉副主编	赵 强 刘 莉 高 明 郝继辉
	张晓亮 黑 静 陈可欣 王长利
丛书主编	张会来
丛书编委	(按姓氏汉语拼音排序)

陈旭升　崔云龙　戴　东　胡元晶

刘　勇　齐立强　宋　拯　宋天强

宋玉华　王　鹏　王　晴　王晟广

杨吉龙　姚　欣　于海鹏　岳　杰

赵　博　赵　军　赵　鹏　赵金坤

郑向前　庄　严　庄洪卿

丛 书 序

　　随着我国社会经济的发展以及老龄化的加速,恶性肿瘤的发病率呈逐年上升的趋势,已成为严重威胁人民生命与健康的首要疾病。我国肿瘤防控目标是降低发病率,减少死亡率。许多研究表明,肿瘤是可以预防或改善预后的,1/3 的恶性肿瘤可以预防,1/3 通过早期发现、诊断后可以治愈,另外 1/3 通过合理有效的治疗不仅可以改善肿瘤患者的生活质量,也可以使患者的生存期得到延长。但普通公众,一方面对于肿瘤的发生、发展等一般知识缺乏了解,很多人都谈癌色变;另一方面,对肿瘤诊断、治疗的水平的提高认识不足,认为肿瘤就是绝症,因而影响了预防及治疗。因此,提高健康意识、普及肿瘤防治相关科学知识是目前医务工作者和普通公众共同面临的一项艰巨任务。

　　天津医科大学肿瘤医院作为我国规模最大的肿瘤防治研究基地之一,以严谨求实的治学作风培养了一大批医学才俊。这套《医患交流·癌症防治与康复》系列丛书就是由该医院的优秀青年专家以科学研究与临床实践为依据,从普通公众关心的问题出发编写而成。对肺癌、胃癌、结直肠癌、食管癌、乳腺癌、恶性淋巴瘤,以及肝胆胰、妇科、甲状腺等常见肿瘤,从读者的角度、以问答的形式概述了各肿瘤病种的致病因素、临床表现,以及诊断、治疗、康复知识。其目的在于答疑解惑,交流经验,给予指导和建议,提高患者及公众对肿瘤防治的认识,克服恐惧,进而开展有利的预防措施,正确对待肿瘤的治疗方法,接受合理的康复措施。

　　本套丛书内容客观、全面,语言通俗、生动,科学性、实用性强,不失为医学科普书籍的最大创新亮点与鲜明特色。

中 国 工 程 院 院 士
中国抗癌协会理事长

前　言

　　近年来,甲状腺肿瘤发病率日益增高,越来越多的患者遭受着甲状腺肿瘤的困扰。尤其是甲状腺癌,更是影响患者身心健康的常见恶性肿瘤。甲状腺癌作为内分泌系统最常见的恶性肿瘤,近年来发病率呈显著上升趋势。根据 2014 年 SEER 数据统计,全世界新发甲状腺癌以平均每年 5% 的速度递增。我国甲状腺癌已经跃居女性恶性肿瘤的前五位,甚至在某些地区甲状腺癌发病率在恶性肿瘤中排名第二,已超过乳腺癌跃居女性第一位。以上数据无疑提示,甲状腺癌已成为威胁我国居民健康的高发恶性肿瘤之一, 也引起了社会和医疗界的高度关注。

　　有的患者患甲状腺肿瘤后如遇晴天霹雳,生活乱成麻;有的患者处于绝望的深渊不能自拔;有的病急乱投医,如热锅上的蚂蚁。在日常生活工作中, 我们也经常听到诸如此类的问询:“甲状腺癌能预防吗？”“甲状腺癌能治好吗？”“甲状腺癌容易复发吗？”

　　转眼间我从事甲状腺肿瘤的诊治与研究工作已有十余年, 每当静坐下来,回想起多年来就诊的患者,就感慨万千。身为甲状腺肿瘤专科医生,我很清楚,随着环境的改变、社会压力的增大,甲状腺肿瘤的发生率明显提高了, 因此需要有专业的医生给予有关甲状腺肿瘤问题的专业解答。那么如何让大众掌握这些甲状腺肿瘤防治的科学知识,进而改变生活中的不良习惯,建立科学正确的生活方式呢？我们肿瘤专科医生就是基于这样的现状，通过本书给广大读者介绍一些甲状腺肿瘤诊断、治疗及护理的相关知识,虽非医学专业书籍,但希望能对甲状腺肿瘤缺乏了解的读者有一定的指导和参考作用。

　　本书共分为 4 个部分，分别为甲状腺肿瘤的基础疑问、诊断疑问、治疗疑问和康复疑问。希望能以全新的视角，将大众最关心的有关甲状腺肿瘤防治和康复方面的知识展示给大家。

　　此书献给深受甲状腺肿瘤困扰的患者及家属们，希望对他们能有所帮助，并且在生活中依然可以绽放灿烂的笑容。这本书饱含着我们对甲状腺肿瘤患者的爱和关怀，也是我们对社会的一份责任所在。

郑向前

2017 年 3 月

目　录

治疗疑问

康复疑问

基础疑问

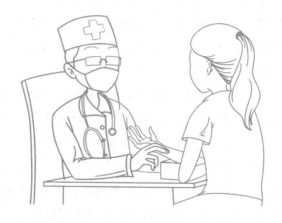

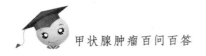
1 什么是甲状腺？

甲状腺是一个典型的内分泌腺体，能够分泌激素并通过血液作用到机体的不同组织和细胞,从而调节人体的代谢。甲状腺是人体最大的内分泌腺体,其滤泡细胞可分泌甲状腺素,调节人体的代谢,滤泡旁细胞分泌降钙素,参与人体内钙离子的代谢。甲状腺由左右两个侧叶和峡叶构成。其大小和形状变异较多,一般侧叶上极的高度位于甲状软骨后缘中、下 1/3 交界处附近,侧叶下极多数(80%)位于第 5 ~ 6 气管环高度,偶可达胸骨后。峡部多数位于第 2 ~ 4 气管环范围内,亦可缺如,部分有垂直向上的延长部,称锥状叶,可接近舌骨。侧叶内侧面与喉、咽、气管、食管相邻,侧叶后外面以筋膜鞘与颈总动脉贴近。甲状腺有真假两层被膜。甲状腺真被膜又称甲状腺纤维囊或甲状腺真囊,直接附着于腺实质表面,并发出许多小隔伸入腺实质,将腺体分为许多小叶。手术时真被膜无法与腺体分离,其深面又有丰富的血管丛,故损伤真被膜出血较多。假被膜又称甲状腺筋膜鞘或甲状腺鞘囊,薄而透明,为气管前筋膜包绕甲状腺形成。在真假被膜之间有疏松的结缔组织,易于分离,故手术时在此间隙进行分离,可减少出血。

甲状腺血供丰富,供血动脉来自甲状腺上动脉和甲状腺下动脉。甲状腺上动脉大多数(78%)起源于颈外动脉,亦可起源于颈总动脉分叉处(18%)或颈总动脉(4%)。甲状腺下动脉绝大多数(93%)起源于甲状颈干,少数可起源于锁骨下动脉、椎动脉或胸廓内动脉。动脉发出后过颈交感干的前方(53%)或后方(47%),然后在环状软骨或第 1~2 气管环高度转向内下方,在颈动脉侧后方呈向上凸的弓状, 最后, 在接近甲状腺侧叶后缘中点或稍下方穿入甲状腺假被膜。甲状腺下动脉进入实质之前多数分为两支。上部静脉干与动脉伴行且恒定,而中、下部者不与动脉伴行且变异多。甲状腺上、中静脉入颈内静脉,甲状腺下静脉入无名静脉。

甲状腺的淋巴管起源于甲状腺滤泡周围,在腺体内形成丰富的淋巴管网,注入颈内静脉淋巴结链。上部者可入颈深淋巴结上组,少数入咽后淋巴结;中、下部者多先入气管前或气管旁淋巴结,经此再入颈深中或下淋巴结,有些下部者可沿甲状腺下静脉注入纵隔淋巴结。

喉返神经从胸腔内的迷走神经发出,左侧绕主动脉弓,右侧绕锁骨下动脉上行。左侧喉返神经距离正中平面较近,几乎100%走行于气管食管沟内。右侧喉返神经离正中平面较远,位置较浅,仅64%走行于气管食管沟内。最终两侧喉返神经均紧贴甲状腺侧叶的背面,在环甲关节处入喉。

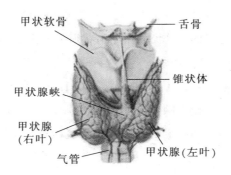

甲状软骨　　　　　　　舌骨

甲状腺峡　　　　　　　锥状体

甲状腺
(右叶)

气管　　　甲状腺(左叶)

2 甲状腺有什么功能?

甲状腺的主要功能是合成甲状腺激素,调节机体代谢。一般每人每日食物中有100~200μg无机碘化合物,经胃肠道吸收入血液循环,迅速被甲状腺摄取浓缩,腺体中贮碘约为全身的1/5。碘化物进入细胞后,经过氧化酶的作用,产生活性碘,迅速与胶质腔中的甲状腺球蛋白分子上的酪氨酸基结合,形成一碘酪氨酸(MIT)和二碘酪氨酸(DIT)。碘化酪氨酸通过氧化酶的作用,使两个DIT偶联结合成甲状腺素(T4),MIT和DIT偶联结合成三碘甲腺原氨酸(T3),贮存于胶质腔内。合成的T4和T3分泌至血液循环后,主要与血浆中甲状腺结合球蛋白(TBG)结合,以利于转运和调节血中甲状腺素的浓度。T4在外周组织经脱碘分别形成生物活性较强的T3和无生物活性的反式三碘甲腺原氨酸(rT3),脱下的碘可被重新利用,所以在甲状腺功能亢进时,血中T4、T3及rT3均增高,而在甲状腺功能减退时,则三者均低于正常值。T4分泌量由垂体细胞分泌的促甲状腺激素(TSH)通过腺苷酸环化酶-环腺苷酸(cAMP)系统调节,而TSH则由下丘脑分泌的促甲状腺素释放素(TRH)控制,从而形成下丘脑-垂体-甲状腺轴,调节甲状腺功能。当甲状腺激素分泌过多时,甲状腺激素又会反过来

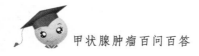

刺激下丘脑与垂体,抑制下丘脑分泌的 TRH 与垂体分泌的 TSH,从而减少甲状腺激素分泌,这种调节又叫反馈调节。

3 什么是甲状腺激素?

甲状腺分泌的有生物活性的激素包括甲状腺素(又名四碘甲腺原氨酸,T4)和三碘甲腺原氨酸(T3)两种。它们是一组含碘的酪氨酸,是以碘和酪氨酸为原料在甲状腺腺细胞内合成的。甲状腺腺细胞有很强的摄取碘的能力。人体每天从饮食摄取 100~200μg 碘,其中约有 1/3 碘进入甲状腺。甲状腺含碘总量约 8000μg,占全身含碘量的 90%,说明甲状腺具有很强的泵碘能力。甲状腺功能亢进,泵碘能力超过正常,摄入碘量增加;减退时则低于正常,摄入碘量减少。故临床把甲状腺摄取放射性碘(^{131}I)的能力作为常规检查甲状腺功能的方法之一。

甲状腺激素的形成

碘离子被摄入甲状腺滤泡上皮细胞后,在过氧化酶的作用下,迅速氧化为活化碘,然后经碘化酶的作用使甲状腺球蛋白中的酪氨酸残基碘化,生成 MIT 和 DIT。再在缩合酶的作用下,将它们缩合成 T4 或 T3。这样,含有 4 种酪氨酸残基的甲状腺球蛋白就贮存在滤泡腔内了。

甲状腺受到 TSH 的作用释放甲状腺激素时,滤泡上皮细胞先通过吞饮作用把滤泡腔内的甲状腺球蛋白吞入腺细胞;在溶酶体蛋白水解酶的作用下,使甲状腺球蛋白分解,解脱下来的 T4 和 T3 因能抗拒脱碘酶的作用,分子又小,可以透过毛细血管进入血液循环。甲状腺球蛋白分子上的 T4 数量远远超过 T3,所以分泌的激素中 T4 约占总量的 90%,T3 分泌量较少,但其活性大,是 T4 的 5 倍。T4 每日分泌总量约 96μg,T3 约 30μg。T4 释放入血液后,一部分与血浆蛋白结合,另一部分则呈游离状态在血液中运输,两者之间可以互相转化,T4、T3 在血液中保持平衡,只有游离型才能进入细胞发挥作用。T3 释放入血液后,因为与血浆蛋白的亲和力小,主要以游离型存在。每天约有 50% 的 T4 脱碘转变为 T3,故 T3 的作用不容忽视。

4 甲状腺炎是如何进行分类的?

根据甲状腺炎的病因与病程不同,一般可分为急性、亚急性和慢性三类;也可依据甲状腺组织受累范围大小与多少的不同分为局灶性和弥漫性甲状腺炎两种。甲状腺炎可发生在正常的甲状腺组织部位,也可发生在有甲状腺疾病的病理基础上的部位。现将甲状腺炎分类如下:①急性化脓性甲状腺炎;②亚急性甲状腺炎;③慢性淋巴细胞性甲状腺炎或桥本甲状腺炎;④无痛性甲状腺炎或甲状腺功能亢进性甲状腺炎;⑤慢性侵袭性纤维性甲

其他慢性非化脓性特异性甲状腺炎

包括放射性、结核性、梅毒性、布鲁杆菌性、真菌性、寄生虫性、结节性、淀粉样变、创伤性或其他物理性因素所致的甲状腺炎等。

状腺炎或木样甲状腺炎;⑥其他慢性非化脓性特异性甲状腺炎。

5 什么是单纯性甲状腺肿?

单纯性甲状腺肿又称非毒性甲状腺肿,系指任何非肿瘤或炎症所造成的甲状腺肿大,患者既无甲状腺功能亢进又无甲状腺功能减退。单纯性甲状腺肿散发于非地方性甲状腺肿流行区域,可以是弥漫性甲状腺肿,也可以是多结节性甲状腺肿。

单纯性甲状腺肿多见于女性,女性与男性之比为(7~9):1,且本病常发生于青春期和妊娠期内。这些因素在病因学上的意义尚不十分明确。传统的观点认为,单纯性甲状腺肿的发生是由于某些因素造成甲状腺合成、分泌甲状腺激素减少。机体反馈性促进甲状腺组织生长和甲状腺激素合成,最终甲状腺激素分泌速率恢复正常,患者代谢达到正常水平,结果是甲状腺结构增生导致肿大。因此,单纯性甲状腺肿与伴有甲状腺肿的甲状腺功能减退仅是程度上的不同,致病因素可能是一样的。

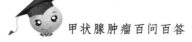

单纯性甲状腺肿早期为弥漫性甲状腺肿,以后变为多结节性甲状腺肿。多结节性甲状腺肿具有解剖结构和功能上的不均一性,且倾向于发生功能自主性结节区域。由于多结节性甲状腺肿存在有自主性的高功能区域,因此,当患者接受碘

温馨提示

对单纯性多结节性患者,应禁用含碘药物;在使用含碘造影剂的必要影像学检查后,应密切观察,甚至有人提倡给予抗甲状腺药物(尤其在缺碘地区),以防甲状腺功能亢进的发生。

负荷时,易发生甲状腺毒症。

6 碘和甲状腺肿的关系是什么?

碘是合成甲状腺激素的主要原料。碘缺乏是引起单纯性甲状腺肿的主要原因。当体内缺碘,而甲状腺功能仍需维持身体正常需要时,垂体前叶促甲状腺激素(TSH)的分泌就增强,促使甲状腺尽可能在低碘状态下从血液中摄取足够的碘,以便在单位时间内分泌正常量的甲状腺激素。这种代偿作用主要是通过甲状腺组织增生来完成的,因而导致甲状腺肿。甲状腺肿实际上是甲状腺功能不足的表现。

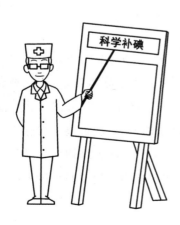

虽然碘普遍存在于自然界中,但分布不均。碘在海水中的含量为每升约 $50\mu g$,而在高原、山区土壤中的碘盐被冲洗流失,以致水和食物中含碘量不足。碘的补充主要靠含碘海水的蒸发、空气中含碘的微粒随雨水沉降于陆地土壤中。因此,近海地区降雨量较多,含碘量较高,而远离海洋的丘陵地区降雨量少,雨中含碘量也少,所以这些地区的人和动物都会缺碘。由于山区居民食用海产品的机

会较少，因而更容易造成地方性甲状腺肿的流行。

缺碘可引起甲状腺肿，但是流行地区的居民并非都患此病，即便在发病率达90%以上的高发区也仍有10%的人不患此病。有学者研究了流行地区居民的尿碘含量和甲状腺吸收 ^{131}I 率发现，

温馨提示

在正常情况下，每日摄碘量成人为 70~100μg，青年为 160~200μg，儿童为 50μg，婴儿为 20μg，而妊娠和哺乳期的妇女所需摄入的碘量则更多。

在同样的缺碘饮食下，未患此病者的尿碘含量并不低于患者，而吸收 ^{131}I 率却明显升高，说明未患此病者之所以不发生甲状腺肿并不是因为其肾脏对碘的清除率降低，而是其甲状腺摄碘的能力更强，无需甲状腺增生即可获得需要的碘量。这说明甲状腺摄碘有较大的个体差异。

7 什么是桥本甲状腺炎？

1912 年，Hashimoto 首先报道并描述了本病，因而又称为桥本病或桥本甲状腺肿。又因其甲状腺组织有大量淋巴细胞浸润，故又称淋巴性甲状腺肿、淋巴增殖性炎症或慢性淋巴细胞性甲状腺炎。近年来，其发病人数逐年增多，已不属于少见疾病。研究表明，本病为自身免疫性疾病，早期有桥本甲状腺功能亢进，晚期可发展为桥本甲状腺功能减退；但也有报道称，可由桥本甲状腺功能减退发展为甲状腺功能亢进。中老年女性多发，病程较长。在多数患者血清中可检出高效价的抗甲状腺自身抗体，最重要的为甲状腺球蛋白抗体（TGAb）、甲状腺微粒体抗体（TMAb）和促甲状腺抗体（TSAb），在其亲属中约50%也呈阳性。甲状腺组织有大量淋巴组织及浆细胞浸润，形成淋巴滤泡。患者也可同时或先后患有其他自身免疫性疾病，如 Graves 病、糖尿病、系统性红斑狼疮、肾上腺皮质功能减退、恶性贫血、风湿病与肝炎等。桥本甲状腺炎导致甲状腺功能减退时，应给予甲状腺片 40mg 或左甲状腺素 50μg，每日 1~3 次，常用量为每日 2 次。对伴有甲状腺功能亢进者，应根据病情程度相应给予抗甲

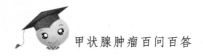

状腺药物和甲状腺制剂,并应密切观察功能状态,以免功能降低。肾上腺皮质激素如泼尼松,可每日给予 30mg,分 3 次口服,以后递减,一般用药 2 个月左右,病情稳定后,仍以给予甲状腺制剂为主。治疗中,如甲状腺不见缩小或有增大倾向时,应考虑癌变或伴有淋巴瘤的可能,此时应手术治疗,术后继续应用甲状腺制剂治疗。

8 甲状腺腺瘤是良性的吗? 需要手术吗?

甲状腺腺瘤为良性肿瘤,女性多见,女性与男性之比约为 3:1。发病年龄以 20~40 岁为多,40 岁以后发病率逐渐下降。初发症状多为颈前肿块,常偶然发现,生长缓慢,多无不适。有时由于囊内出血可致肿瘤急剧增大且伴有胀痛,待血液被吸收后,肿物可有不同程度的缩小。肿瘤较大时可有压迫感或压迫气管移位,但很少造成呼吸不畅,罕见喉返神经受压的表现。甲状腺腺瘤一般为单发,边界清楚,表面光滑,可随吞咽而上下活动。

甲状腺腺瘤根据病理形态,一般可分为 6 种类型
● 单纯性或胶体型腺瘤
● 胚胎型腺瘤
● 胎儿型腺瘤
● 嗜酸性腺瘤
● 乳头状腺瘤与乳头状囊腺瘤
● 不典型腺瘤

对出现下述情况的甲状腺腺瘤,可考虑实施手术治疗:①出现与结节相关的压迫症状,如呼吸道、消化道、神经压迫症状等;②合并甲状腺功能亢进、内科治疗无效者;③肿物位于胸骨后或纵隔内;④结节进行性生长,临床考虑有癌变倾向或合并甲状腺癌等高危因素;⑤因外观或思想顾虑过重影响正常生活而强烈要求手术者,可作为手术相对适应证。在彻底切除甲状腺结节的同时尽量保留正常甲状腺组织。

9 甲状腺癌离我们远吗？

甲状腺癌是甲状腺疾病的一种，即甲状腺组织的癌变。甲状腺癌在临床上长期被认为是少见的恶性肿瘤，其发病只占甲状腺结节疾病的 5%、全身恶性肿瘤的 1%，却是内分泌系统最常见的恶性肿瘤。甲状腺癌也分很多种，包括乳头状甲状腺癌、滤泡性甲状腺癌、甲状腺髓样癌及未分化甲状腺癌等。它是近二十多年发病率增长最快的实体恶性肿瘤。根据 2014 年 SEER 数据统计，全世界新发甲状腺癌以平均每年 5% 的速度递增。在我国，甲状腺癌已跃居女性恶性肿瘤的前五位，甚至在某些地区，如杭州市，甲状腺癌发病率在恶性肿瘤中排名第二，更超过乳腺癌跃居女性第一位。以上数据无疑表明，甲状腺癌已成为近年来发病率增长最快的恶性肿瘤及威胁我国居民健康的高发恶性肿瘤之一，需要引起社会和医疗界的高度关注。

10 为什么近年来甲状腺癌越来越多？

近年来，对于甲状腺癌检出水平的提高成为甲状腺癌发病率上升的重要辅因，尤其是以超声影像技术为代表的影像学诊断技术，同时为临床发现更多的早期甲状腺癌患者提供可能。而且乳头状甲状腺癌发病比例呈逐年上升的趋势，其全部甲状腺癌的构成比不断上升，而滤泡性甲状腺癌及未分化甲状腺癌的发病构成比则较之前下降。究其变化原因，可能与以下因素有关。

(1) 检诊水平及技术的提高使更多的甲状腺癌得以发现。近年来，随着国内逐渐广泛应用新型的彩色多普勒、PET-CT 等检诊设备及诊断医生水平的提高，使甲状腺癌的检出率增加，检出肿瘤直径最小达 2mm。同时随着人民生活水平的提高，有越来越多的人参与各种形式的体检，使得越来越多的"隐匿性"甲状腺癌或乳头状甲状腺微小癌得以早期发现。

(2) 碘摄入量的增多。很多研究认为，甲状腺癌发病率的增多与碘营养状况关系密切。目前国际关于碘摄入量与甲状腺癌之间比较一致的观点为碘的摄入量与乳头状甲状腺癌的增加存在正相关性，而滤泡性甲状腺癌和未分化甲状腺癌的发病率则降低。

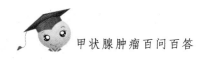

11 甲状腺癌的发生与哪些因素有关?

甲状腺癌的发病因素并不十分明确,经过多年的研究和探索发现,甲状腺癌的发病可能与以下几个因素有关。

(1)化学致癌物。其是指能诱发恶性肿瘤形成的有机或无机化学物质。少数化学致癌物可直接与染色体 DNA 作用,通过对 DNA 分子的修饰导致遗传基因突变或表观遗传学改变,进而导致基因表达水平异常,激活癌基因或使抑癌基因失活,从而导致癌变,其称为直接致癌物;多数化学物质为前致癌物,经体内代谢酶(如细胞色素 P450)活化成为终致癌物,也称间接致癌物;有些化学物质本身并不致癌,但可显著增加致癌物的致癌作用(如免疫抑制、刺激细胞增殖),称为促癌物。直接致癌物多为人工合成的有机化合物,天然的包括亚硝胺、内酯、硫酸酯、烯化环氧化物、芥子气和氮芥、活性卤代烃等;前致癌物中,天然的包括黄曲霉毒素、环孢素、烟草、槟榔、酒类饮品等,人工合成的包括多环或杂环芳烃、单环或多环芳香胺、喹啉、硝基呋喃、硝基杂环、烷基肼等;另外,激素和免疫抑制剂等都有促癌作用。化学致癌是环境致癌中的最主要因素,主要来自于不良的生活习惯和生活环境。

(2)电离辐射。是甲状腺癌的主要致癌因素。电离辐射在自然界中普遍存在,直接接触高剂量的电离辐射可导致骨髓抑制而致死,而低剂量辐射可随机性对人体产生影响,包括增加自身患癌的风险和可遗传的基因缺陷。电离辐射的来源主要包括恶性肿瘤患者接受放射治疗、非恶性肿瘤患者接受放射性诊断、职业性或生活环境长期暴露于电离辐射中、吸入放射性核素等。虽然电离辐射致癌是"低剂量、低风险",但是低剂量辐射致癌的量值和暴露的频次尚难以确定。极低剂量摄取放射性碘是流行性甲状腺癌的主要决定性因素,但是童年时期暴露于诸如切尔诺贝利核电站事件者,患甲状腺癌的风险更高。电离辐射被认为是甲状腺癌发病的主要致病因素,特别是早年接受电离辐射者。

(3)碘缺乏。甲状腺是内分泌系统的重要器官,甲状腺细胞摄取碘并合成甲状腺素(T4)和三碘甲腺原氨酸(T3)。甲状腺激素具有促生长和发育、影响能量代谢和营养物质代谢、维持神经系统兴奋性的功能。膳食中碘不足或生理上

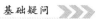

碘运输缺陷可导致碘缺乏。研究证实,碘缺乏是甲状腺癌的危险因素。但是最近的研究报道显示,膳食中补充碘过量也可显著增加甲状腺癌的发病风险。甲状腺髓样癌是与遗传因素密切相关的头颈部肿瘤。

(4)甲状腺癌的发生和进展与多种遗传和表观遗传改变相关,基因突变导致丝裂原活化蛋白激酶（MAPK）和 PI3K-Akt 信号通路激活在其中起关键作用。BRAF 和 RAS 基因突变以及 RET/PTC 和 PAX8/PPARγ 染色体重排是甲状腺癌普遍存在的遗传学改变。染色体重排与暴露于电离辐射密切相关,还可能与个体的染色体遗传不稳定(如 DNA 脆性)有关,而点突变则可能由化学诱变剂作用所致。

(5)甲状腺癌发病性别差异较大,女性明显高于男性。在少数报道中,甲状腺髓样癌男女发病率相当。激素相关癌在美国约占全部恶性肿瘤的 30%。来自动物实验和人类流行病学及内分泌学研究的数据,支持以下论点:激素可控制靶器官的正常生长,同时也创造一个适宜肿瘤转化的环境。近年研究表明,雌激素也可影响甲状腺的生长, 主要是促进垂体释放 TSH 而作用于甲状腺,因而当血清雌激素水平升高时,TSH 水平也升高。至于雌激素是否直接作用于甲状腺尚不明确。

(6)在一些甲状腺癌患者中,也可发现一个以下成员同患乳头状甲状腺癌。乳头状甲状腺癌家族中 3.5%～6.2% 同患甲状腺癌。尤其来源于滤泡旁细胞的家族性甲状腺髓样癌和来源于滤泡细胞的家族性非甲状腺髓样癌。10 号染色体 RET 突变的基因检测有助于家庭成员中基因携带者的诊断,并对其进行预防性手术治疗。来源于滤泡细胞的家族性非甲状腺髓样癌可单独发生或与其他家族性癌症综合出现,如加德纳(Gardner)综合征和多发性错构瘤综合征(Cowden 综合征)。

12 哪些人容易患甲状腺癌?

(1)有头颈部放射史。

(2)有儿童或青少年时期的全身放射或辐射污染史。

(3)有家族成员患甲状腺癌。

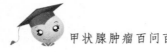

(4)甲状腺癌手术史。

(5)做过 PET-CT,提示甲状腺肿瘤。

(6)有家族成员得过多发性内分泌腺瘤综合征。

(7)血清降钙素水平超过 100pg/mL。

13 甲状腺癌是不治之症吗?

甲状腺癌并非"不治之症",如发现颈部结节或包块,应尽早就医,及早治疗,很多情况下是可以及时控制、避免严重情况发生的。甲状腺癌恰恰是治疗效果最好的肿瘤之一,目前经过手术治疗的甲状腺癌患者 10 年生存率可达 90%。甲状腺癌的死亡率变化不大,且无论男性还是女性,因甲状腺癌引起的死亡率均小于 5%,其总体预后是所有类型癌症中最好之一。根据欧洲17 个国家计算的平均 5 年相对生存率,年轻患者的生存率较高:15 ~ 44 岁年龄组中男性生存率至少 86%,女性至少 94%。且其生存率与其病理类型的关联也较为紧密。恶性程度越高,生存率越低。未分化甲状腺癌虽然只占甲状腺癌的 5% ~ 14%,但预后极差。

14 含碘食物与甲状腺癌的发生有关系吗?

现在认为低碘可能和滤泡性甲状腺癌的发生相关,而高碘饮食可能增加乳头状甲状腺癌的发生率,但目前还没有确定的循证医学证据,意见尚不统一。一些海产品中含有过量的碘,尤其是紫菜、海苔、海带、海蜇等。有些孩子还经常把海苔当零食吃,沿海地区的居民甚至将这些海藻产品当作家常菜,这样就很有可能造成碘摄入过量,导致患甲状腺癌的概率大大增加。

15 如何判断食物中含碘量的高低？

各种食物的含碘量

单位：μg/100g

项目	含量	项目	含量
裙带菜(干)	15 878.0	紫菜(干)	4323.0
海带(鲜)	923.0	鸡精	766.5
海虹(贻贝、青口)	346.0	虾皮	264.5
虾酱	166.6	虾米	82.5
可乐	68.4	叉烧肉	57.4
豆腐干	46.2	开心果	37.9
鹌鹑蛋	37.6	火鸡腿	33.6
牛肉辣瓣酱	32.5	鸡蛋	27.2
牛腱子肉	24.5	菠菜	24.0
黄酱	19.8	羊肝	19.1
柳松茸	17.1	雏鸽	16.3
金枪鱼	14.0	墨鱼	13.9
花椒粉	13.7	鸡肉	12.4
松子仁	12.3	南瓜子(炒)	11.0
鱼翅(干)	10.9	核桃	10.4
牛肉(瘦)	10.4	小白菜	10.0
大豆	9.7	甜面酱	9.6
青椒	9.6	杏仁	8.4
方便面	8.4	杏仁(炒)	8.4
甜杏仁	8.4	胡椒粉	8.2
白胡椒	8.2	赤小豆	7.8
冻豆腐	7.7	平鱼	7.7
羊肉(瘦)	7.7	羊肉(前腿)	7.7
松花蛋(鸭蛋)	6.8	黑鱼	6.5
青鱼	6.5	柿子	6.3
小黄鱼	5.8	榴莲	5.6
带鱼	5.5	午餐肉	5.4
杏仁露	5.3	橘子	5.3
油皮	5.0	鸭蛋	5.0
芸豆	4.7	鲤鱼	4.7
榛子仁(炒)	4.4	羊肉(后腿)	4.1

(待续)

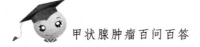

（续表）

项目	含量	项目	含量
菠萝	4.1	鸡粉	3.9
八宝菜	3.8	糯米(紫)	3.8
小米	3.7	火腿	3.6
野鸡	3.5	鲅鱼	3.5
小麦面粉	2.9	老抽	2.9
小麦富强粉	2.9	花生仁(生)	2.7
番茄	2.5	香蕉	2.5
白酱油	2.4	酱油	2.4
莲藕	2.4	稻米	2.3
猪肉(瘦)	1.7	香菜	1.5
鹿肉	1.5	乳黄瓜	1.3
鸡肝	1.3	洋葱(白皮)	1.2
土豆(黄皮)	1.2	酱牛肉	1.2
茄子	1.1	山竹	1.1
豌豆	0.9	酸奶	0.9
橙子	0.9	平菇	0.8
四棱豆	0.7	梨	0.7
芹菜	0.7	生抽	0.6
火龙果	0.4	甘薯	0.4
空心菜	0.4	绿豆芽	0.2
樱桃	0.1	番茄	0.1

16 哪些不良的生活习惯与甲状腺癌相关？

压力、激素水平、不良饮食习惯等生活习惯可能与甲状腺癌相关，还有学者认为性格、脾气也与之有关。

17 放射线照射与甲状腺癌的发生有关系吗？

大部分情况下，甲状腺癌的病因无从得知。放射是为数不多的、得到科学证明的甲状腺癌致病因素之一。放射性碘可被聚集到甲状腺，是甲状腺的致癌物。极低剂量摄取放射性碘是流行性甲状腺癌的主要决定性因素，但是童年时期暴露于诸如切尔诺贝利核电站事件者，患甲状腺癌的风险更高。电离辐射被认为是甲状腺癌发病的主要致病因素，特别是早年接受电离辐射者。

18 什么样的饮食习惯可以预防甲状腺癌？

(1)养成良好的生活习惯,戒烟限酒。世界卫生组织预言,如果人们都不再吸烟,5 年之后,世界上的癌症将减少 1/3;其次,不酗酒。烟和酒是极酸的酸性物质,长期吸烟、喝酒的人极易导致酸性体质。

(2)不要过多地吃咸且辣的食物,不吃过热、过冷、过期及变质的食物。年老体弱或有某种疾病遗传基因者酌情吃一些防癌食品和含碱量高的碱性食品。

(3)不要食用被污染的食物,如被污染的水、农作物、家禽鱼蛋、发霉的食品等,宜吃绿色有机食品,防止病从口入。

19 甲状腺癌的分类有哪些？

甲状腺恶性肿瘤主要包括乳头状甲状腺癌、滤泡性甲状腺癌、甲状腺髓样癌、未分化甲状腺癌及淋巴瘤、转移癌、肉瘤等其他类型。我们常说的甲状腺癌主要指前 4 种,其中乳头状甲状腺癌和滤泡性甲状腺癌合称为分化型甲状腺癌,占甲状腺癌的 90%以上。

根据 2016 年 WHO 最新肿瘤分类,甲状腺肿瘤分为以下几类:

1 滤泡性腺瘤

1A 伴乳头状核特征的非浸润性滤泡性肿瘤(NIFTP)

2 透明变梁状腺瘤/肿瘤

3 乳头状癌

4 滤泡癌

4A Hurthle 细胞肿瘤

5 低分化癌

6 未分化癌

7 鳞状细胞癌

8 髓样癌

9 混合性髓样和滤泡癌

10 黏液表皮样癌

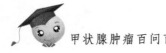

11　伴嗜酸性粒细胞增多的硬化性黏液表皮样癌

12　黏液癌

13　异位胸腺瘤

14　伴胸腺样分化的梭形细胞肿瘤

15　甲状腺内上皮样胸腺瘤/呈胸腺样分化的癌

16A　副神经节瘤

16B　外周神经鞘膜肿瘤(包括神经鞘膜瘤)

16C　良性血管肿瘤

16D　血管肉瘤

16E　平滑肌肿瘤(包括平滑肌瘤和平滑肌肉瘤)

16F　孤立性纤维性肿瘤

17A　朗格汉斯细胞组织细胞增生症

17B　Rosai-Dorfman 病

17C　滤泡树突状细胞肿瘤

17D　甲状腺原发性淋巴瘤

18　颗粒细胞瘤

19　继发性肿瘤

20　最常见的甲状腺癌有哪些类型?

(1)乳头状甲状腺癌(PTC)。是甲状腺癌中最多见的一种类型。PTC 的发病率因地区的人口分布、营养状况及医疗水平而异。由于 PTC 远处转移率及死亡率均较低,因此一般认为 PTC 属低度恶性肿瘤。近年来,PTC 的发病率在整体甲状腺癌发病率的比例明显升高。天津市的流行病调查结果显示,2006 年 PTC 在甲状腺癌中所占的比例已达 69.5%,比1981 年增加了 5.3 倍。此外,作为隐性癌,在尸检中亦屡被发现,一般占尸检的6% ~ 13%,表明一定数量的病变可较长时期保持隐性状态,而不发展成临床癌。但在某些特定人群中,如老年人及有放射线接触史者,PTC 亦具有很强的侵袭性。

(2)滤泡性甲状腺癌(FTC)。是一种显示滤泡细胞分化但缺乏乳头状甲状腺癌特征的恶性上皮肿瘤。目前,WHO 将乳头状甲状腺癌和滤泡性甲状腺癌统称为分化型甲状腺癌。滤泡性甲状腺癌的发病率明显低于乳头状甲状腺癌,但其远处转移率及病死率均高于乳头状甲状腺癌,所以不容忽视。流行病学调查显示,碘缺乏地区滤泡性甲状腺癌较多。近年来我国滤泡性甲状腺癌的发病率呈降低趋势,可能与国家碘盐的普及有关。

温馨提示

美国癌症数据库统计结果表明,1985—1996 年滤泡性甲状腺癌占美国甲状腺癌的 12%,而 1996 年占 10%。德国 1996 年滤泡性甲状腺癌占甲状腺癌的 27%,我国滤泡性甲状腺癌占甲状腺癌的 5% ~ 10%。

(3)甲状腺髓样癌(MTC)。是源自甲状腺滤泡旁细胞(C 细胞)的恶性肿瘤,由 Hazard 等于 1959 年首次描述命名。C 细胞为神经内分泌细胞,可合成分泌降钙素及降钙素基因相关肽等激素。C 细胞亦属于 APUD 细胞,因而本病为 APUD 肿瘤之一。甲状腺髓样癌临床上较少见,国内统计占甲状腺癌的 5% ~ 10%。

(4)未分化甲状腺癌(ATC)。是影响人类最具侵袭性和致命性的实体瘤之一,其为病理类型不同、恶性程度高、分化程度差的一组肿瘤组成,主要包括大细胞癌、小细胞癌、巨细胞癌、梭形细胞癌等病理类型。临床上较少见,但其致死率极高、预后极差。

21 乳头状甲状腺癌有哪些类型?

乳头状甲状腺癌是最多见的一种类型,占甲状腺癌的 60%~90%。其临床特性多种多样,组织学亚型也较多。WHO 已在肿瘤国际组织学分类标准中对乳头状甲状腺癌的组织学变型进行了分类,其中主要包括滤泡型、大滤泡型、嗜酸性细胞型、乳头状微小癌、弥漫硬化型、高细胞型、柱状细胞型、实体状变型、间质高度增生呈结节状筋膜炎样型、透明细胞型、弥漫滤泡型等。

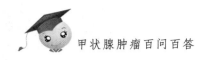

22 甲状腺癌会遗传吗?

癌症不同于传染病,一般认为是不会遗传的。也有专家通过大量临床研究表明,癌症也会遗传,但这种遗传并不是疾病本身的直接遗传,而是一种遗传的易感性。甲状腺癌的遗传只是一种遗传倾向,所以说有家族性甲状腺癌病史并不一定会导致后代患病,关键还是要看后代的生活、饮食等环境对自身的影响。但是甲状腺癌中有一种特殊类型的髓样癌是具有遗传性的,而且遗传性髓样癌占全部髓样癌的 20% ~ 25%。

23 遗传因素和家族史在甲状腺癌中起什么作用?

家族史对甲状腺结节的良恶性评估非常重要。有良性结节或多结节甲状腺肿家族史的患者,其结节多半也是良性的。如果患者家族中有人得过乳头状甲状腺癌,那么对其甲状腺结节的检查就要格外仔细。如果有甲状腺髓样癌家族史,就应该进行血降钙素的检测。自 1955 年首例家族性乳头状甲状腺癌报道之后,关于甲状腺滤泡上皮细胞起源的恶性肿瘤的家系报道逐渐增多。有研究显示, 直系亲属患有滤泡上皮细胞起源的甲状腺癌的人较普通人群发生甲状腺癌的风险高 5~10 倍。这类表现出非髓样甲状腺癌家族聚集的患者被称为家族性非髓样甲状腺癌(FNMTC)。

FNMTC 的定义是家族一级亲属间具有 2 个或 2 个以上的甲状腺滤泡上皮细胞起源的甲状腺癌患者并排除头颈部射线暴露史。根据临床特征,FNMTC 可分为两类:一类是以非甲状腺肿瘤为主要表现的家族性肿瘤综合征,包括家族性腺瘤性息肉病(FAP)、Gardner 综合征、Cowden 综合征等;另一类是在一个患病家系中患者以发生甲状腺滤泡细胞起源的恶性肿瘤为特征, 不合并其他内分泌肿瘤或疾病。根据目前的非髓样甲状腺癌流行病学研究显示,5% ~ 10%的非髓样甲状腺癌患者为 FNMTC。

24 检查颈部淋巴结有何意义?

淋巴结是人体抵御细菌或其他感染的第一道防线, 由于颈部淋巴结与甲状腺的淋巴液引流相关,因此这些淋巴结往往是甲状腺癌细胞转移的第一站。确诊甲状腺癌时,经常会同时发现颈部淋巴结转移。所以医生对每一个不能除外甲状腺癌的患者都要进行仔细的颈部查体,看看淋巴结是否肿大,如果发现某个淋巴结肿大,可能也要对它进行细针抽吸细胞学检查,以便确认这些淋巴结内是否有癌细胞。

25 甲状腺结节会癌变吗?

大多数甲状腺结节是良性的,所以即使有甲状腺结节,也无需过度担心。只有 10%~15% 的甲状腺结节是恶性的。鉴别甲状腺结节良恶性的最可靠依据是通过细针抽吸,取出结节中有代表性的细胞进行病理学检查。

26 甲状腺癌的具体预防措施有哪些?

(1)养成良好的生活习惯,戒烟限酒。

(2)不要过多地吃咸而辣的食物,不吃过热、过冷、过期及变质的食物;年老体弱或有某种疾病遗传基因者酌情吃一些防癌食品和含碱量高的碱性食品。

(3)要有良好的心态应对压力,保持良好的精神状态。劳逸结合,不要过度疲劳。

(4)加强体育锻炼,增强体质,多在阳光下运动,多出汗可将体内酸性物质随汗液排出体外,避免形成酸性体质。

(5)生活要有规律,生活习惯不规律的人,如彻夜唱卡拉 OK、打麻将、熬夜等都会导致体质酸化, 进而易患癌症。应当养成良好的生活习惯,从而保持弱碱性体质,使各种癌症疾病远离自己。

(6) 不要食用被污染的食物,如被污染的水、农作物、家禽鱼蛋、发霉的食品等,宜吃绿色有机食品,防止病从口入。

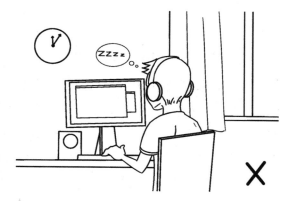

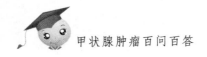

27 甲状腺功能减退有哪些症状？

甲状腺功能减退是血液循环中的甲状腺激素不足造成的。这种不足可能来源于甲状腺本身疾病或是甲状腺切除术后不进行甲状腺激素替代治疗。通常会出现乏力、嗜睡、怕冷、苍白、皮肤干燥、便秘等症状。

28 甲状旁腺是什么？

甲状旁腺很小，位于甲状腺附近。甲状旁腺是内分泌腺之一，为扁卵圆形小体，长 3~8mm、宽 2~5mm、厚 0.5~2mm，位于甲状腺侧叶的后面，有时藏于甲状腺实质内。一般分为上、下两对，每个重 35~50mg。甲状旁腺表面覆有薄层的结缔组织被膜。被膜的结缔组织携带血管、淋巴管和神经伸入腺内，成为小梁，将腺分为不完全的小叶。小叶内腺实质细胞排列成索或团状，其间有少量结缔组织和丰富的毛细血管。

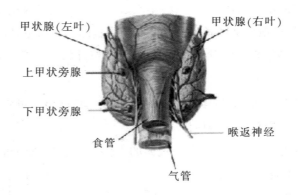

29 甲状旁腺的作用是什么？

甲状旁腺是较小的内分泌器官，分泌激素（甲状旁腺素），功能为调节钙的代谢，维持血钙平衡，主要使骨钙释出入血，再由肾排出进行调节血钙平衡，故甲状旁腺的靶器官是骨与肾。分泌不足时可引起血钙下降，出现手足搐搦症；功能亢进时则引起骨质过度吸收，容易发生骨折。故有些人出现上述症状时，应考虑是不是与甲状旁腺功能失调有关。由于外科切除甲状腺时不慎误将甲状旁腺摘除,可引起严重的低血钙。

30 甲状旁腺会发生肿瘤吗? 肿瘤的类型主要有哪些?

甲状旁腺主要发生的疾病包括甲状旁腺细胞增生、甲状旁腺功能亢进和甲状旁腺肿瘤。

甲状旁腺肿瘤主要有以下几种。

(1)甲状旁腺腺瘤。任何年龄均可发生,30~40岁多见,男性多于女性。常为单个结节,肿瘤呈卵圆形、分叶状,有薄包膜,切面黄色;大者可继发出血、囊性变或钙化。

> **钙离子的作用**
>
> 钙离子对维持神经和肌肉组织正常兴奋性起重要作用,血钙浓度降低时,神经和肌肉的兴奋性异常增高,可发生低血钙性手足搐搦,严重时可引起呼吸肌痉挛而造成窒息。

(2)甲状旁腺癌。比较罕见,典型的临床表现为甲状旁腺功能亢进,导致肾脏疾病和骨骼改变、颈部包块、声带麻痹、血清钙升高等。

31 甲状舌管囊肿是如何产生的?

甲状舌管囊肿是最常见的甲状腺发育异常,是与甲状腺发育有关的先天畸形。在胚胎发育期,甲状腺发生于舌根盲孔区,以后下降至出生后甲状腺的位置,其下降时形成的甲状舌管通常约在胎儿6周时自行闭锁而萎缩消失。如甲状舌管未能及时闭锁和消失,退化不全的部分扩展而形成甲状舌管囊肿。囊肿破裂穿破皮肤或被切开则可形成甲状舌管瘘。甲状舌管囊肿可择期手术,囊肿必须整个摘除,瘘管也需整条切除,包括切除与瘘管相连的部分舌骨中段。由于舌骨至舌盲孔的瘘管一般较纤细,完全切除较困难,因此术后容易复发。

32 甲状腺也有淋巴瘤吗?

甲状腺淋巴瘤,又称原发性甲状腺恶性淋巴瘤,甚少见,主要见于50岁以上的妇女。有报道显示,原发性甲状腺恶性淋巴瘤约占淋巴瘤的0.1%,而在全

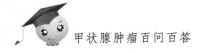

身恶性淋巴瘤中,有 20% 可累及甲状腺。原发性甲状腺恶性淋巴瘤也可侵犯至包膜外发生扩散,常侵及胃肠道。原发性甲状腺恶性淋巴瘤的预后较淋巴结外淋巴瘤为好,其预后与恶性程度、临床分期有关,5 年生存率为 54%~74%。

33 什么是喉返神经？损伤后会有什么后果？

喉返神经是喉部的主要运动神经,支配除环甲肌以外的喉内诸肌。左侧:起始于主动脉弓前,由迷走神经分出,绕主动脉弓下方,沿气管、食管间沟上行,在咽下缩肌下缘处、环甲关节后方进入喉部,成为喉下神经。前支分布于喉内的内收肌,后支分布于喉内的外展肌。右侧:右锁骨下动脉前方由右迷走神经分出向下,绕此动脉,然后沿气管、食管间沟上行,到环甲关节后方入喉。左侧较右侧长,且左侧易受累,右侧较左侧表浅。单侧喉返神经损伤可造成声嘶,双侧损伤可造成窒息,双侧喉返神经损伤为甲状腺手术后的严重并发症。

34 什么是乳头状甲状腺微小癌？

在国内乳头状甲状腺癌的新发病例中约 50% 为乳头状甲状腺微小癌 (PTMC)。根据 WHO 的定义,PTMC 是指肿瘤直径 ≤1cm 的乳头状癌。PTMC 体积小, 临床无特殊症状, 术前单纯依靠临床医生触诊检查很难发现, 一部分 PTMC 是在患者体检时发现,也有一部分 PTMC 是在患者因甲状腺良性病变就诊时发现的。据文献报道,在良性病变行手术切除的甲状腺标本中 PTMC 检出率为 24%,在因非内分泌疾病死亡病例的尸检中 PTMC 检出率最高达 35.6%。目前随着高频超声检查设备的发展,超声检查使 PTMC 的检出率也大大提高。

35 乳头状甲状腺微小癌严重吗？

乳头状甲状腺微小癌的预后受年龄、肿瘤直径大小、腺外侵犯、多灶性、是否伴有淋巴结转移等多种因素的影响。年龄<45 岁的乳头状甲状腺癌(包括微小癌)患者中即使出现淋巴结转移也可获得较好的预后。在甲状腺癌中肿瘤大小是一个重要的预后因素,相对于肿瘤直径>10mm 的甲状腺癌,微小癌可获得更好的预后。在微小癌患者中,直径≤5mm 的患者的淋巴结转移率和腺外侵犯发生率均低于直径>5mm 的患者。肿瘤直径大小、浸出腺叶、多灶性均是淋巴结转移的独立影响因素。淋巴结转移进一步影响患者的无病生存期,但是淋巴结转移并不影响微小癌患者的远期生存。

36 什么是妊娠期甲状腺癌?

甲状腺癌是女性最常见的内分泌系统恶性肿瘤,也是女性妊娠期第二常见的恶性肿瘤。国外有文献报道约 4.4% 的甲状腺癌诊断时在妊娠期,10%的生育期女性甲状腺癌发生在妊娠期或产后第 1 年。一般多发生于多胎生育妇女且随怀孕次数的增加发生甲状腺癌的概率增加。过往的多数研究表明,妊娠期甲状腺癌多为分化型甲状腺癌,与同龄的非妊娠期甲状腺癌相比,其生存率没有明显差异,妊娠与分化型甲状腺癌之间互不影响。妊娠期甲状腺癌的诊断以超声和细针抽吸为主,CT 及胸片慎用, 同位素检查为禁忌。外科手术治疗仍是妊娠

温馨提示

近年来也有一些学者报道,分化型甲状腺癌进展缓慢,但妊娠期体内激素环境与水平的变化可能促进其生长和发展,导致部分妊娠期甲状腺癌生长迅速,年龄的增长会使妊娠期发生甲状腺癌的概率增加。

期甲状腺癌的首选方法,其手术范围与非妊娠期甲状腺癌无区别,临床治疗的焦点在于手术治疗时机的选择。妊娠期分化型甲状腺癌必须考虑两方面因素,即肿瘤进展及外科手术可能给母体及胎儿造成的危险。有学者认为,妊娠早期和中期发现的甲状腺癌可在妊娠中期手术治疗,但在围术期应采取保胎措施,以免引起流产、胎儿宫内窘迫等;妊娠后期发现的甲状腺癌待分娩后再手术。也有学者认为,妊娠期与非妊娠期分化型甲状腺癌治疗效果无显著差异,产后手术与妊娠中期手术结果比较并不增加局部复发及远处转移的风险,且不影响预后。妊娠期发现甲状腺癌即终止妊娠是没有必要的,而出于母体及胎儿的安全,产后手术可能更有益。

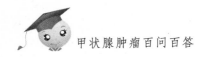

37 什么是儿童及青少年甲状腺癌?

有关儿童及青少年甲状腺癌的年龄范围尚不统一，文献对儿童及青少年甲状腺癌年龄段的划分也没有一个明确的界定，一般指发生在 14 岁以前的甲状腺癌,但也有以 20 岁、18 岁或 15 岁以前为界定者。我们推介为 15 岁以前,原因在于 15 岁以前青少年受射线病因学影响明显,可能的发病机制与临床生物学特点不同于成年甲状腺癌。

38 儿童及青少年甲状腺癌的发病因素是什么?

儿童和青少年甲状腺癌的发病原因尚不十分明确。但是放射线接触史是目前唯一确定的引起甲状腺癌的环境因素，儿童及青少年的甲状腺腺体比任何器官都更容易在放射介导下发生癌变。甲状腺是唯一一个少于 0.01Gy 剂量就可致癌变风险的器官。儿童及青少年时期因各种疾病,例如胸腺肥大症、扁桃体炎、颈部淋巴结肿大者接受放射性治疗后,可能会发生甲状腺癌。除环境因素外，甲状腺癌的发病还可能与遗传因素有关，在甲状腺髓样癌中更为明显,10% ~ 15% 的青少年甲状腺癌有家族史,属常染色体显性遗传。

39 儿童及青少年甲状腺癌的临床表现是什么?

儿童及青少年甲状腺癌病理上仍以分化型甲状腺癌多见，但其临床特点不同于成人,原发灶及颈部转移灶多数背膜侵犯较轻。肿物多单发,有报道称与成人相比,儿童和青少年的单发结节癌比例甚高。儿童及青少年甲状腺癌发现时多已出现颈淋巴结转移。但儿童及青少年甲状腺癌颈部肿大的淋巴结容易被误诊为慢性淋巴结炎或淋巴结结核,故当发现儿童颈部淋巴结肿大时,应仔细检查双侧甲状腺。儿童及青少年甲状腺癌发生远处转移的概率亦高于成人。有研究显示,年龄越小发生肺转移的可能性越大,究其原因可能是年龄越小,细胞的增殖能力和突变的可能性越大。

诊断疑问

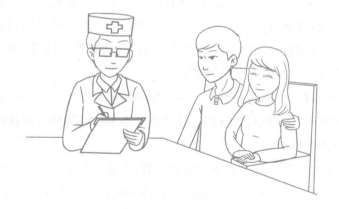

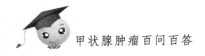

40 **甲状腺癌超声检查是什么？依据其特征如何对甲状腺癌进行分型？**

超声检查又称回声检查,而且更加特异、精确。超声检查可以显示甲状腺床及颈部的肿块或淋巴结。一旦发现肿块或淋巴结,超声还能进一步检测其大小、形状及内部特征。根据甲状腺癌特有的声像图特征,结合其病理分型,分为以下6型。

(1)经典型。包括边界不清、形状不规则、内部不均匀低回声、细沙粒样钙化、内部血流丰富、直径>1cm 等声像图特点。这一型中乳头状甲状腺癌居多。

(2)不典型型。包括多发结节、边界清、有包膜、回声不均匀、肿瘤内部有液性暗区等声像图特点。符合此型的以滤泡性甲状腺癌为多。

(3)微小型。甲状腺微小癌声像图多表现为实质性均匀的低回声肿块,常合并甲状腺疾病,内部可见强回声钙化,少数内部有血流信号及颈淋巴结转移。与>1cm 的经典型甲状腺癌比较,乳头状甲状腺微小癌呈均匀低回声比例明显增高,而内部血流伴强回声钙化及颈淋巴结转移的比例明显降低。符合此型的以乳头状甲状腺癌微小癌为多。

(4)弥漫硬化型。首先符合典型甲状腺癌的声像图特征。另外,包括内部回声较其他变型均匀,微小钙化较多,且常有颈部淋巴结转移等声像图特点。符合此型的以弥漫硬化型乳头状癌为多。

(5)髓样型。声像图多表现为单发结节,形态不规则,回声低而略欠均匀,伴沙粒样钙化,并且常表现为肿物后方回声衰减。临床表现为男女比例相当,常侵犯周围组织,且淋巴结转移率最高,血清降钙素值常高于正常范围。符合此型的以甲状腺髓样癌为多。

(6)低分化型。声像图显示肿块较大(常>4cm),病变不规则,无包膜向外浸润性生长,广泛浸润、破坏,常有出血、坏死;较多侵犯肌肉、血管等,而且血行转移较常见。此型以未分化甲状腺癌多见。

41 **如何确定甲状腺结节是否癌变？**

甲状腺癌的诊断首选超声检查,同时也包括甲状腺细针抽吸、同位素扫描或其他影像学检查,这些都可以帮助判断甲状腺结节的性质。

42 颈部淋巴结的分区有哪些?

头颈部淋巴结大多分布在颈部,少数情况下如眼睑、腮腺、耳部以及头皮肿瘤可转移到耳前区、腮腺区或枕部淋巴结。颈部淋巴结是全身重要的淋巴系统,位置相对表浅,易于检查,主要接受来自头颈部肿瘤的淋巴引流。锁骨上区淋巴结还接受来自胸腹腔、盆腔等脏器的淋巴引流。临床上根据淋巴结肿大出现的部位可以初步推断原发肿瘤的所在位置,如颈深上淋巴结肿大常常是鼻咽癌转移。根据 1991 年美国耳鼻咽喉头颈外科协会的颈淋巴结分区标准如下。

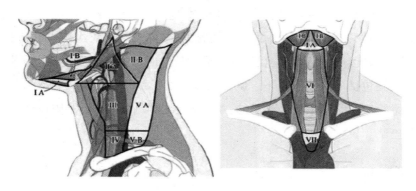

Ⅰ区(Level Ⅰ):包括颏下及下颌下区的淋巴结群,又分为 A(颏下)和 B(下颌下)两区。

Ⅱ区(Level Ⅱ):前界为茎突舌骨肌,后界为胸锁乳突肌后缘上 1/3,上界颅底,下界平舌骨下缘。主要包括颈深淋巴结群上组。以该区中前上行向后下的副神经为界,分为前下的 A 区和后上的 B 区。

Ⅲ区(Level Ⅲ):前界为胸骨舌骨肌外缘,后界为胸锁乳突肌后缘中 1/3,下界为肩胛舌骨肌与颈内静脉交叉平面(环状软骨下缘水平),上接Ⅱ区,下接Ⅳ区。主要包括肩胛舌骨肌上腹以上的颈深淋巴结群中组。

Ⅳ区(Level Ⅳ):为Ⅲ区向下的延续,下界为锁骨上缘,后界为胸锁乳突肌后缘下 1/3 段。主要包括颈深淋巴结群下组。

Ⅴ区(Level Ⅴ):即颈后三角区及锁骨上区。前界邻接Ⅱ、Ⅲ、Ⅳ区后界,后

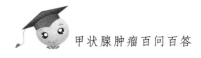

界为斜方肌前缘。以环状软骨下缘平面(即Ⅲ、Ⅳ区分界)分为上方的 A 区(颈后三角区)和下方的 B 区(锁骨上区)。包括颈深淋巴结副神经链和锁骨上淋巴结群。

Ⅵ区(Level Ⅵ):带状肌覆盖区域,上界为舌骨下缘,下界为胸骨上缘,两侧颈总动脉为两个边界。包括内脏旁淋巴结群。

Ⅶ区(Level Ⅶ):为胸骨上缘至主动脉弓上缘的上纵隔区。

(1) 正常淋巴结直径 0.2 ~ 0.5cm 大小,一般为椭圆形或长条形(长短径比大于 2:1),质软,表面光滑,活动度好,无压痛。

(2) 中央区淋巴结为颈淋巴结分区的Ⅵ区。由于中央组淋巴结经常是甲状腺癌转移的第一站淋巴结,发生转移的比例较高,近年来甲状腺癌尤其是无明显其他区域转移(cN0)的乳头状甲状腺癌,多同时行中央组淋巴结清扫,可以阻断癌肿向颈侧区转移的途径,这已成为较常应用的术式。中央组颈淋巴结清扫的范围包括甲状软骨以下、胸骨切迹以上及颈总动脉内侧区域间所有淋巴脂肪组织。相对于中央区淋巴结,颈部外侧(Ⅱ ~ Ⅴ区)淋巴结则被称为颈外侧区淋巴结。

43 颈部淋巴结的检查步骤及注意事项有哪些?

颈部的检查应在平静、自然的状态下进行,被检查者最好取舒适坐位,解开内衣,暴露颈部和肩部。如患者卧位,也应尽量充分暴露。检查时手法应轻柔,当怀疑颈椎有疾患时更应注意。检查者与被检查者面对而坐,一般检查左颈时,检查者将左手放于患者头顶,以便根据需要转动头颈部。触诊时应注意肿大的淋巴结。颈部淋巴结检查以两个手指沿胸锁乳突肌、下颌骨下和锁骨上做深触诊。要注意检查有无肿大或固定的淋巴结。颈部不对称的肿大硬块、固定的淋巴结常提示癌。

(1)按一定顺序检查,可避免遗漏。耳前→耳后、乳突区→枕骨下区(枕骨粗隆下方)→颌下→颏下→颈部(颈上、中、下)→锁骨上窝。

(2)淋巴结检查的内容(记录内容)。①部位;②长短径;③数量;④质地;⑤是否有压痛;⑥活动度;⑦有无红肿;⑧有无瘘管、溃疡。

44 甲状腺的检查方法有哪些？

（1）视诊。观察甲状腺的大小和对称性。正常人甲状腺外观不突出，女性在青春发育期可略增大。检查时嘱被检查者做吞咽动作，可见甲状腺随吞咽动作向上移动，如不易辨认时，再嘱被检查者两手放于枕后，头向后仰，再进行观察即较明显。

（2）触诊。触诊甲状腺时宜轻柔，并嘱患者做吞咽动作。在咽下动作时，腺体向上移动，腺体异常则较为明显。吞咽时甲状腺叶的下极升高，并可见其外形。触不到下极时，预示这个位置的甲状腺向后下方扩展。如果患者颈部隆起明显，医生站在受检者的后面且超越其头部则更有助于检查每一个甲状腺叶。甲状腺位于甲状软骨下方和两侧，正常为 15 ～ 25g，表面光滑，柔软不易触及。

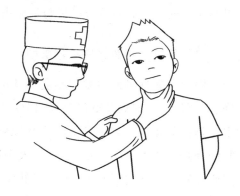

45 甲状腺肿瘤诊断有哪些方法？

包括体格检查、放射性碘或其他同位素扫描、甲状腺超声和细针抽吸活检，其中以甲状腺超声和细针抽吸活检最为重要。

46 怀疑甲状腺癌时为什么需要做细针抽吸活检？

细针抽吸活检也就是常说的做病理。病理报告是记录涂片检查结果的标准文件。换句话说，是细胞学诊断，是制订治疗方案的依据。

47 什么是细针抽吸？

穿刺针比抽血针更细，并且连着注射器，这样方便操作者抽吸。通过这种细针来抽取甲状腺病变部位的细胞。如果结节中有液体，也会被抽出来。医生把这些细胞涂在载玻片上，进行染色，在显微镜下检查。

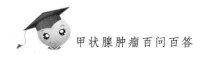

48 细针抽吸的整个过程需要多长时间？

整个过程大约需要 20 分钟,除外一些表格登记等需要的时间,每次抽吸本身只需要几秒钟。

49 为什么有时需要再次进行细针抽吸？

最常见的原因就是取材不满意或不能诊断,如出现新结节、甲状腺附近的淋巴结增大或是实验室检查结果与临床表现不符时,应当再次行细针抽吸检查。

50 甲状腺癌有哪些病理类型？

甲状腺恶性肿瘤主要包括乳头状甲状腺癌、滤泡性甲状腺癌、甲状腺髓样癌、未分化甲状腺癌及淋巴瘤、转移癌、肉瘤等其他类型。我们常说的甲状腺癌主要是指前 4 种,其中乳头状甲状腺癌和滤泡性甲状腺癌合称为分化型甲状腺癌,约占甲状腺癌的 90% 以上。大多数甲状腺癌是乳头状甲状腺癌,如果早期能够发现,肿瘤特征又提示属于低风险癌,治疗和预后比较乐观。而未分化甲状腺癌的预后则较差。

51 甲状腺激素的测定主要有哪些？意义如何？

甲状腺激素的测定对甲状腺疾病的诊断具有重要意义。甲状腺激素的测定在临床上主要包括总甲状腺素(TT4)、总三碘甲腺原氨酸(TT3)、游离甲状腺素(FT4)、游离三碘甲腺原氨酸(FT3)和促甲状腺激素(TSH)等。促甲状腺激素由垂体分泌,与甲状腺激素关系密切,其变化较甲状腺激素更为敏感。

(1)总甲状腺素。TT4 是由甲状腺滤泡细胞合成、分泌的激素,参与构成下丘脑–垂体–甲状腺调节系统,影响机体的合成代谢。循环血中的 TT4 有两种形式存在,一种约占99.95%的 T4 与血浆中激素结合蛋白(甲状腺结合球蛋白、前清蛋白和清蛋白)结合,无生理活性;另一种仅占 TT4 的0.05%,以游离状态存在,有生理活性。

血清中结合蛋白易受内源性和外源性因素影响(如妊娠期、服用雌激素或者患肾病综合征等),从而影响血清 TT4 的水平,但血清 FT4 和 FT3 浓度不受此因素影响,因此不伴有甲状腺功能和代谢改变。为明确 TT4 水平,临床一般同甲状腺结合球蛋白(TBG)联合检测 TT4。例如口服避孕药可刺激肝脏产生更多的 TBG,导致血清 TT4 水平升高;与此相反,低蛋白血症的肾病综合征患者与甲状腺素结合血浆蛋白减少,导致血清 TT4 水平降低。由于 FT4 水平不受此类因素影响,患者并不会出现甲状腺功能异常代谢的表现。

TT4 测定可用于甲状腺功能评价和甲状腺疾病诊断。甲状腺功能亢进伴 TT4 增高见于弥漫性甲状腺肿伴功能亢进、结节性甲状腺肿伴功能亢进、甲状腺自主功能性结节或腺瘤、亚急性甲状腺炎等;甲状腺功能正常伴 TT4 增高见于获得性 TBG 增多症,如妊娠、口服避孕药和雌激素等;甲状腺功能减退伴 TT4 减低见于 T3 制剂长期过量应用使 T4 合成受到抑制、T3 优势型甲状腺功能亢进等情况;甲状腺功能正常伴 TT4 减低见于 TBG 减少症,如恶性肿瘤、重症消耗性疾病、肾病综合征、肝硬化等;甲状腺功能减退伴 TT4 减低见于原发性甲状腺功能减退、甲状腺手术摘除或放射性损伤、慢性淋巴细胞性甲状腺炎等。

TT4 水平不受饮食和运动影响,并且其无内分泌节律,因此可以在任何时间采血检测。

(2)总三碘甲腺原氨酸。20% 的 TT3 是由甲状腺滤泡细胞合成分泌的,80% 的 TT3 在周围组织(主要在肝脏和肾脏)由甲状腺素经脱碘酶作用脱碘生成。血液中 T3 和 T4 的生物半衰期分别为 1 天和 7 天,因此,与 T4 相比,T3 是一种即效型激素。99.7% 的 TT3 为蛋白结合型,0.3% 的 TT3 为游离型。病理情况下,T3 与 T4 多呈现一致性变化,但也有分离现象。营养不良、消耗性疾病(恶性肿瘤、肝硬化等)可使 T4 转变,T3 减少;妊娠时 TBG 增加,T3、T4 增加,但 FT3、FT4 不受影响。

TT3 主要用于下丘脑-垂体-甲状腺轴功能评价,血液中 TT3 含量反应较为敏感,临床常作为早期预测项目,应用于甲状腺疾病的诊断和治疗中。TT3 增高见于弥漫性或结节性甲状腺功能亢进症、亚急性甲状腺炎、慢性淋巴细胞性甲状腺炎、获得性 TBG 增多症(妊娠、口服雌激素和避孕药)等;TT3 减低见于原发性或继发性甲状腺功能减退症、消耗性疾病(恶性肿瘤、肝硬化等)。

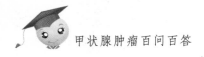

(3)游离甲状腺素和游离三碘甲腺原氨酸。T3、T4以结合型甲状腺激素形式存在,而游离型甲状腺激素少于1%(T4为0.02%~0.03%,T3为0.2%~0.3%)。结合型甲状腺激素是激素的贮备和运输形式,游离型甲状腺激素是激素的活性形式。由于游离型甲状腺激素不受激素结合蛋白(甲状腺结合球蛋白、前清蛋白和清蛋白)的影响,所以能真正反映循环中甲状腺激素的活性水平。

FT3、FT4水平不受饮食和应激影响,也无内分泌节律变化,可以在任何时间采血检测。

(4)促甲状腺激素。促甲状腺激素是腺垂体嗜碱性细胞分泌的糖蛋白激素,分子量为28.3kD,由α和β两种亚单位组成。α亚单位由89个氨基酸残基组成,携带种族特异性信息,与黄体生成素(LH)、卵泡刺激素(FSH)和人绒毛膜促性腺素(hCG)的亚单位结构相同,称为共同亚单位;β亚单位由112个氨基酸残基组成,具有TSH的免疫学特性。TSH与甲状腺滤泡上皮细胞TSH受体结合,活化腺苷环化酶系促进甲状腺摄取碘,合成甲状腺球蛋白,分泌甲状腺激素,刺激甲状腺滤泡增生。而甲状腺激素分泌的增加又能负反馈抑制TSH的合成和分泌。同时,下丘脑的神经分泌细胞释放促甲状腺素释放素(TRH),促进腺垂体合成和释放TSH,这一调节系统即下丘脑-垂体-甲状腺轴。

FT3、FT4

FT3、FT4临床上用于甲状腺功能评价。甲状腺功能亢进伴二者增高见于弥漫性或结节性甲状腺功能亢进症、亚急性甲状腺炎急性期、自主高功能性腺瘤、垂体TSH肿瘤等;甲状腺功能减退伴二者减低见于原发性和继发性甲状腺功能减退症。

TSH临床上用于甲状腺疾病诊断、鉴别诊断和治疗监测、甲状腺激素替代治疗剂量调整,是原发性甲状腺功能减退症的最敏感指标。TSH增高见于甲状腺功能减退症、慢性淋巴细胞性甲状腺炎,垂体TSH肿瘤,异位TSH综合征,甲状腺手术切除放疗、药物治疗后等疾病;TSH减低见于下丘脑功能障碍如蝶鞍上部肿瘤,垂体功能障碍如肿瘤、创伤所致垂体功能减退症,甲状腺疾病如原发性和结节性甲状腺功能亢进症、自主高功能性甲状腺结节或腺瘤、亚急性甲状腺炎急性期、过量甲状腺激素替代治疗等。

TSH 水平无性别差异,老年人偏高,妊娠 3~4 个月轻度减低。凌晨 2~4 时最高,晚 6~8 时最低,白天稳定。

52 甲状腺肿瘤的相关标志物有哪些?意义如何?

(1)甲状腺结合球蛋白。TBG 由肝脏合成,是分子量为 54kD 的一种酸性糖蛋白。外周甲状腺激素绝大部分与激素结合蛋白(甲状腺结合球蛋白、前清蛋白和清蛋白)结合。TBG 是最主要的甲状腺激素结合蛋白,一般结合 65% 的 T4 和 75% 的 T3。TBG 具有储备、运输甲状腺激素,调节游离型甲状腺激素水平的作用。结合型甲状腺激素无生理活性,游离型是甲状腺激素的活性形式。一般来说,游离型甲状腺激素增多时结合型甲状腺激素相应增多,反之亦然。TBG 随内源性和外源性因素(如妊娠期、服用雌激素或患肾病综合征等)影响而出现浓度变化时,结合型甲状腺素水平随之变化,从而影响总甲状腺素水平,但游离型甲状腺激素水平不发生改变。因此评价 TT3 和 TT4 时须注意 TBG 的影响因素。

TBG 主要用于非甲状腺原因的 T3、T4 水平异常的疾病诊断。TBG 增高见于遗传性 TBG 增多症、甲状腺功能减退症、妊娠、口服避孕药和雌激素等;TBG 减低见于遗传性 TBG 减少症、甲状腺功能亢进症、肾病综合征和肝硬化等。

(2)甲状腺球蛋白(TG)。TG 是含有 130 个酪氨酸残基、分子量为 660kD 的糖蛋白。由甲状腺滤泡上皮细胞合成,绝大多数运输到甲状腺滤泡内,在甲状腺过氧化物酶和碘的作用下,甲状腺球蛋白被碘化成一碘酪氨酸和二碘酪氨酸,并进一步偶联成 T3 和 T4。少量可释放入血液,正常人的血液中有低浓度的甲状腺球蛋白。

TSH、TRH 可促进 TG 向循环分泌;甲状腺体内碘缺乏和甲状腺刺激性免疫球蛋白等因素可刺激甲状腺球蛋白的产生,几乎所有自身免疫性甲状腺功能亢进症都有 TG 水平升高;TG 水平正常或减低者考虑为抗 TG 抗体影响。破坏性甲状腺炎由于滤泡破坏入血,TG 水平增高。乳头状甲状腺滤泡癌患者,肿瘤组织合成异常 TG 释放入血,TG 水平增高,但 TG 碘化程度较低。甲状腺全切除的患者的甲状腺球蛋白一般低于 $5\mu g/L$,低浓度的甲状腺球蛋白提示有甲状腺组织的存在。甲状腺球蛋白常被用来作为监测分化型甲状腺癌(乳头状甲状腺癌和滤泡性甲状腺癌)手术后肿瘤复发的指标,乳头状甲状腺癌和滤泡性甲状腺癌经甲状腺全切除后,甲状腺球蛋白若高于 $10\mu g/L$,表示有转移灶存在。由于抗 TG 抗体影响 TG 水平,因此在测定 TG 的同时,应同时检测血液中的抗 TG 抗体。

TG 水平不受生理周期和饮食因素影响。近期使用甲状腺细针抽吸活检、外科手术和放射治疗影响血液中的 TG 水平。

(3)抗甲状腺球蛋白抗体(anti-TGAb)和抗甲状腺过氧化物酶抗体(anti-TPOAb)。甲状腺球蛋白是甲状腺特有的糖蛋白,是甲状腺滤泡胶体的主要成分,抗 TGAb 是针对 TG 的自身抗体。

甲状腺过氧化物酶(TPO)存在于甲状腺细胞的微粒体中,与甲状腺球蛋白协同作用将 L-酪氨酸碘化,并将一碘酪氨酸和二碘酪氨酸偶联成为 T4 和 T3。TPO 是隐蔽的自身抗原,自身免疫性疾病引起的数种甲状腺炎常伴有血中TPO抗体滴度升高。在临床上 TPO 抗体与抗微粒体抗体略有不同,但经常通用。实际上抗甲状腺微粒体抗体是针对甲状腺组织微粒体成分中的蛋白的自身抗体,而微粒体中的最主要成分是 TPO。虽然 TPO 抗原发现较晚,但目前认为针对 TPO 抗体检测在临床敏感性和特异性上均优于抗微粒体抗体试验。

TPOAb 在临床上主要用于慢性淋巴细胞性甲状腺炎的诊断和治疗评价。抗 TPOAb 滴度升高可见于 90%的慢性淋巴细胞性甲状腺炎以

TG

TG 在临床常被用于甲状腺肿瘤患者的诊断、鉴别诊断、治疗监测,也是临床监测甲状腺功能及判断甲状腺炎病程的敏感指标。其最重要的意义在于对分化型甲状腺癌手术后的监测和评价,作为手术后残余甲状腺组织肿瘤再发和转移的标志。此外,胸水 TG 测定可作为甲状腺癌胸膜转移的依据。

及 70% 的突眼性甲状腺肿患者。抗甲状腺球蛋白抗体与抗甲状腺过氧化物酶抗体的临床意义相同,甲状腺自身抗体升高有利于对慢性甲状腺炎的诊断,但抗体水平正常不能排除自身免疫性疾病的可能性。此外,随着病程的延长,自身抗体滴度也随着下降。也有些慢性淋巴细胞性甲状腺炎患者的甲状腺自身抗体长期维持较高水平。

其他甲状腺疾病或自身免疫性疾病,如甲状腺肿瘤、结节性甲状腺肿、甲状腺切除术后、甲状腺功能亢进放疗后、亚急性甲状腺炎和系统性红斑狼疮等自身免疫性疾病患者的甲状腺自身抗体也有轻度升高。

(4)降钙素(CT)。降钙素是甲状腺滤泡旁细胞(C 细胞)合成和分泌的激素,是一种由 32 个氨基酸组成的分子量为 3.5kD 的单链多肽。降钙素与甲状旁腺素及维生素 D 协同调节机体钙磷代谢:作用于破骨细胞从而抑制骨吸收,并作用于成骨细胞促进骨形成,促进骨矿物质储存,抑制肾小管对磷的重吸收,促进尿磷排泄。

甲状腺髓样癌(MTC)是一种来源于分泌降钙素的甲状腺 C 细胞的肿瘤,恶性度较高,占甲状腺肿瘤的 5%~10%。MTC 是常染色体显性遗传病,具有家族分布特性,临床上也见有 MTC 散发患者。降钙素常用于筛查 MTC 患者的无症状家族成员,此类患者降钙素基础水平较高。肿瘤细胞大量无序分泌降钙素,研究显示血清降钙素水平早于临床症状,因此通过检测血清降钙素水平,有助于对 MTC 进行早期诊断。由于降钙素水平与肿瘤大小、浸润和转移有关,临床上常用于监测手术疗效和复发。

血清降钙素增高还可见于肺小细胞癌、类癌、肾癌、肝癌、乳腺癌患者等引起的异位分泌综合征;其他良性疾病,如肺部疾病、胰腺炎、甲状旁腺功能亢进、恶性贫血等,患者也发现血清降钙素水平增高。

进食对降钙素分泌有刺激作用,应空腹取静脉血检测,溶血标本不能使用。

53 甲状腺癌的检查方法有哪些?

(1)X 线片诊断

● 颈部正、侧位 X 线片:可借以定位,并观察有无胸骨后扩展、气管受压或

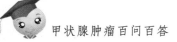

钙化等。肿瘤中出现钙化:①体积较大且外形完整的致密钙化,多为生长多年的结节性甲状腺肿;②细小或小絮片状,显影较淡的散在钙化,常为恶性。气管受压管腔变窄超过内径一半以上时,提示有恶性的可能。颈部侧位前显示椎前软组织明显增厚时,常为肿瘤向气管后延伸的表现,手术时应采取谨慎态度。

● 胸部及骨骼 X 线片:常规胸片观察有无转移,必要时行骨骼摄片。本病可发生骨转移,以颅骨较多;次为胸骨柄、锁骨、肋骨、脊椎、盆骨、肱骨及股骨等。骨转移一般表现为溶骨性破坏,无骨膜反应,可侵犯邻近软组织。

(2)CT 诊断。CT 检查对大多数病例可提出良恶性诊断依据,而且可明确显示病变范围,尤其对胸内扩展的病变范围以及与邻近大血管的关系,为制订治疗方案提供可靠依据。通过 CT 检查可确定肿瘤为单一还是多发,瘤体为实质性还是混合性,肿瘤内是否存在囊变、坏死、钙化及其形态,对囊性变者可通过增强扫描确定其形态,囊壁厚薄是否均匀,有无瘤结节,并且进一步了解甲状腺肿瘤对邻近肌肉组织、气管、食管壁、颈血管鞘的侵犯情况和是否存在颈淋巴结转移。然而,CT 检查仍有其局限性,不可避免地存在误诊或漏诊,因此,在诊断时应注意与腺瘤及结节性甲状腺肿的鉴别。同时可结合超声、MRI、PET-CT 及放射性核素检查,有助于提高乳头状甲状腺微小癌的早期诊断率。

(3)磁共振成像。磁共振成像(MRI)可明确显示甲状腺肿瘤的范围及其与邻近组织关系。甲状腺癌 MRI 表现特征:①肿瘤非均质性改变,表现为肿瘤内信号不均匀,其发生机制与瘤内出血、坏死、囊变有关。当肿瘤生长速度超过微血管的生长速度时,肿瘤细胞就会坏死,同时也会出现囊变,也易侵犯周围血管和瘤体内部的血管而导致出血。而甲状腺良性病变也易发生出血、囊变等,因此肿瘤信号的不均匀只是恶性肿瘤的一个征象,单一的不均匀性信号不能可靠地鉴别肿瘤的良恶性,需要结合其他征象综合考虑。②肿瘤表现为不规则、分叶状。③瘤周不完整包膜样低信号影,这是 MRI 诊断甲状腺癌的特征性表现之一。包膜样低信号位于甲状腺肿瘤与正常组织之间,主要由包膜/假包膜(主要是纤维组织)构成,于 T1WI 和 T2WI 上均表现为低信号影。

(4)正电子发射计算机断层扫描。正电子发射计算机断层扫描(PET-CT)是目前最先进的、准确性较高的核医学显像技术,它能较早期地揭示生物机体的异常功能、代谢变化，甚至可在机体出现临床症状、体征或病变解剖形态发生改变之前发现病灶，从而有助于疾病尤其是恶性肿瘤病变的早期诊断、早期治疗及对疾病的发生、发展和转归的及时判断，而多排螺旋 CT 则可以显示人体精密的解剖结构，解决了 PET 显像所存在的解剖定位关系不清的缺陷，因此PET-CT 将功能图像和解剖图像进行了精确地融合，能方便地检测出更细小的病变组织，并能提供精确的解剖定位，进一步提高了对肿瘤诊断的正确性。PET-CT 的优势主要体现在：①确诊原发灶后，能一次全面了解潜在区域淋巴结及远处转移灶并完善分期；②术后评估残留病灶或复发；③部分患者通过其他常规影像学检查难以确诊，而又不愿接受细针抽吸等有创检查；④部分甲状腺良恶性肿瘤原发灶的鉴别；⑤PET-CT 诊断灵敏度较高，可为外科精确制订治疗方案提供有益参考。由于 PET-CT 价格较高，无法作为常规检查，但不失为一个有益的补充手段。

（5）超声检查。超声检查作为一种实用、经济、无放射性、无创、易被患者接受、易被推广应用的方法，具有准确率高、特异性强等特点，尤其对于甲状腺癌的早期诊断、合理评估、精确分期和及时治疗具有特有的优势。20 世纪 80 年代，实时超声的出现能动态观察甲状腺的活动和颈部血管的搏动，对甲状腺本身疾病还是颈部其他疾病的鉴别已能完成。90 年代以来，超声仪器采用了先进计算机技术现代图像处理方法，特别是高频探头的改进、超宽频率连续动态聚焦的出现，使得深浅层器官和组织的分辨率与图像质量有了新的飞跃，加之介入性彩色多普勒技术在甲状腺上的应用，使甲状腺癌的超声诊断提高到一个新的水平。近年来，国内逐渐广泛应用的高频超声和彩色多普勒血流显像技术，使甲状腺癌的检出率和符合率均有提高，检出最小直径达 2mm，并能够较清晰地显示结节内部结构、有无包膜和钙化等，使超声显像在诊断甲状腺癌的诸多影像学检查中成为首选。因此，超声目前已逐渐取代了其他放射性检查手段，在甲状腺肿瘤的诊断中发挥着越来越重要的作用。

（6）放射性核素诊断。近年应用单光子发射计算机断层扫描(SPECT)诊断甲状腺肿瘤，诊断效果较好。主要采用以下方法。①甲状腺静态成像：甲状腺组织能特异性摄取 ^{131}I 及 $^{99m}TcO_4$，静脉注射后，可利用 SPECT 采集平片，以显示甲状腺位置、形态和大小，以及甲状腺内放射性分布情况，亦可显示甲状腺肿

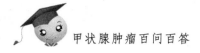

瘤。②甲状腺功能成像：一般认为甲状腺癌组织中血管增多、血流加快,因此,当用$^{99m}TcO_4$作为显像剂进行甲状腺动态显像时,可对甲状腺结节进行鉴别诊断。

(7)甲状腺球蛋白放射免疫测定。甲状腺球蛋白是在甲状腺滤泡上皮细胞内合成并储存于胶质中的大分子糖蛋白,供给酪氨酸以生成T3及T4。向血液循环中释放甲状腺素时,首先需要在溶酶体内进行TG的蛋白分解。生理上,当刺激TSH时,TG被释放到血液循环。测定血清中TG的含量有助于诊断甲状腺疾病。经多年临床应用,现已了解,任何使甲状腺活性增加的疾病,如地方性甲状腺肿、结节性甲状腺肿、Graves病、亚急性甲状腺炎、甲状腺腺瘤及甲状腺癌等,均可测得血清TG值升高。因此,此法不能作为特异性的肿瘤标志物用于定性诊断,仅在治疗甲状腺癌已行全甲状腺切除或虽有甲状腺体残存但已用过^{131}I予以内切除时,因甲状腺体已不存在,不再出现TG。若测得TG升高,则表明体内有癌复发或转移,可以作为较具特异性的肿瘤标志物用于术后监测诊断。如为甲状腺切除后患者,因仍有甲状腺体残留,则检测血清TG值仅能作为参考,不如前者诊断效果更为确切。

(8)细针抽吸活检。细针抽吸活检(FNAB)是目前最准确、性价比最高的评估甲状腺结节的方法,在临床上已广为应用。美国甲状腺学会对于超声怀疑恶性的肿瘤,推荐常规使用细针抽吸(FNA),对于临床不能触及的、囊性为主的及位于甲状腺背面的肿瘤可以在超声引导下进行。FNA的结果分类包括:①不能诊断的肿瘤;②恶性肿瘤;③不能确定/可疑良性;④良性肿瘤;⑤怀疑恶性肿瘤;⑥滤泡性占位。目前国内外许多医院将细针抽吸活检应用于甲状腺癌的临床诊断,并取得了一定的效果,但对于微小癌,FNA的定位较困难;对于滤泡性甲状腺癌和滤泡腺瘤不易分辨,且作为一种有创检查,FNA易发生出血、感染等并发症。其临床应用还受操作人员的稳定性、取材方法的一致性、细胞涂片质量的标准化、涂片染色方法等条件的制约。FNA虽能判定甲状腺肿瘤的良恶性,但不能指导甲状腺癌的临床分期,对于颈部转移淋巴结的诊断也不及超声检查。

54 甲状腺癌是如何进行临床分期的?

2007年AJCC对甲状腺癌的分期方案进行了修订。

Tx:原发肿瘤无法评估

T0:无原发肿瘤证据

T1:肿瘤局限于甲状腺内,最大直径≤2cm

T1a:肿瘤局限于甲状腺内,最大直径≤1cm

T1b:肿瘤局限于甲状腺内,最大直径>1cm,但≤2cm

T2:肿瘤局限于甲状腺内,最大直径>2cm 但≤4cm

T3:肿瘤局限于甲状腺内,最大直径>4cm,或伴有腺体外少许浸润(如胸骨甲状肌或甲状腺周围软组织)

T4a:肿瘤侵出甲状腺包膜及皮下组织、喉、气管、食管、喉返神经

T4b:肿瘤侵犯椎管前筋膜、纵隔血管或包绕颈总动脉

Nx:区域淋巴结无法评估

N0:无区域淋巴结转移

N1:有区域淋巴结转移

N1a:转移在Ⅵ水平淋巴结(气管前、气管旁和喉前淋巴结/同侧颈淋巴结)

N1b:转移到同侧、双侧或对侧颈部淋巴结(Ⅰ、Ⅱ、Ⅵ、Ⅴ水平),或咽后,或上纵隔淋巴结

M0:无远处转移

M1:有远处转移

推荐将乳头状甲状腺癌或滤泡性甲状腺癌、甲状腺髓样癌和间变癌未分化癌分别进行分期。

(1)乳头状甲状腺癌或滤泡性甲状腺癌(45 岁以下)

Ⅰ期:任意 T 任意 NM0

Ⅱ期:任意 T 任意 NM1

(2)乳头状甲状腺癌或滤泡性甲状腺癌(45 岁或以上)

Ⅰ期:T1N0M0

Ⅱ期:T2N0M0

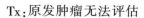

甲状腺癌检查方法

甲状腺癌检查方法包括 X 线、CT、MRI、PET-CT、超声、SPECT、甲状腺球蛋白放射免疫测定、FNAB 等。

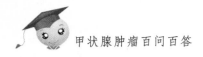

Ⅲ期:T3N0M0;T1N1aM0;T2N1aM0;T3N1aM0

ⅣA期:T4aN0M0;T4aN1aM0;T1N1bM0;T2N1bM0;T3N1bM0;T4aN1bM0

ⅣB期:T4b 任意 NM0

ⅣC期:任意 T 任意 NM1

(3)甲状腺髓样癌

Ⅰ期:T1N0M0

Ⅱ期:T2N0M0

Ⅲ期:T3N0M0;T1N1aM0;T2N1aM0;T3N1aM0

ⅣA期:T4aN0M0;T4aN1aM0;T1N1bM0;T2N1bM0;T3N1bM0;T4aN1bM0

ⅣB期:T4b 任意 NM0

ⅣC期:任意 T 任意 NM1

(4)间变癌

任意间变癌均认为属Ⅳ期

ⅣA期:T4a 任意 NM0

ⅣB期:T4b 任意 NM0

ⅣC期:任意 T 任意 NM1

临床分期可以分为Ⅰ期、Ⅱ期、Ⅲ期和Ⅳ期。分为Ⅰ期或Ⅱ期的甲状腺癌,被认为是低风险肿瘤,可有较好的预后,但是Ⅲ期或Ⅳ期的甲状腺癌常被认为具有较高风险,即治疗后癌细胞残留或复发风险较高。

55 什么类型的甲状腺癌危险性较低?

大多数甲状腺癌是乳头状甲状腺癌,如果早期能够发现,肿瘤特征又提示属于低风险癌,治疗和预后都比较乐观。

56 甲状腺髓样癌的临床表现如何?

甲状腺髓样癌散发型病变多为单发,在甲状腺中的部位不定;遗传型病变常为双侧多发,好发于腺体的中上 1/3 交界处。病变呈椭圆或圆形,瘤体大小不一,直径数毫米至数厘米,呈实体性,局限而硬,切面色灰白或淡红,包膜多不完整,偶见钙化。甲状腺髓样癌一般发展较慢,可在数年甚至十余年内缓慢进展,少数也可发展急速,短期内死亡。肿瘤可侵及周围组织,发生相应的压迫和阻塞症状。癌细胞主要经淋巴道转移,且转移发生较早,初诊时约60%已发生转移。远处转移主要至肺、肝和骨骼。除上述一般临床表现外,遗传型患者还可同时合并各种内分泌肿瘤症状。

57 甲状腺髓样癌的临床诊断方法有哪些?

甲状腺髓样癌的术前诊断主要依据以甲状腺肿物就诊患者的临床血清学检查、甲状腺髓样癌患者及其家系成员的分子病因学筛查以及影像学检查等。

(1)临床血清学诊断。甲状腺髓样癌除根据临床症状、体征进行初步诊断外,由于其起源于分泌降钙素的甲状腺滤泡旁细胞,因此可将降钙素作为甲状腺髓样癌的肿瘤标志物,且其与瘤负荷密切相关。对于以甲状腺肿物就诊患者,术前可常规检查血清降钙素水平,如降钙素水平升高应高度怀疑甲状腺髓样癌的可能。部分甲状腺髓样癌患者术前降钙素水平不高,如联合降钙素基因相关肽检查可提高诊断率。对怀疑甲状腺髓样癌患者,应常规检查是否存在肾上腺嗜铬细胞瘤和甲状旁腺功能亢进,并于术中行冰冻病理检查。

(2)影像学诊断。在彩色超声多普勒检查中甲状腺髓样癌除具有甲状腺恶性肿瘤普遍的中心血流丰富、边界不清、形状不规则、有微小钙化等表现外,声像图常表现为肿物后方回声衰减,但这在一定条件下依赖于彩超医生的经验。CT、MRI 检查可明确病变范围,尤其是对中晚期甲状腺髓样癌,可明确胸内扩展的病变范围以及与邻近大血管的关系,为制订治疗方案提供可靠依据,必要时可行强化 CT。

58 滤泡性甲状腺癌的临床表现如何?

滤泡性甲状腺癌虽可发生于任何年龄,但以 40 岁以上患者较多,占 70%以上,儿童极少发生,女性患者相对较多。肿物常单发,生长缓慢,局部恶性表现不如其他类型甲状腺癌明显。多数患者以颈部肿物前来就诊,就诊时肿物大小常较乳头状甲状腺癌大。也有少数以肺部症状和骨转移来就诊者。滤泡性甲

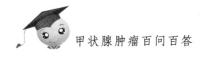

状腺癌较少发生淋巴结转移,为 5%~20%,而远处转移较多,可高达 20% 以上,主要转移到肺,其次为骨。

滤泡性甲状腺癌分两型:①有包膜,但有显微镜下血管和(或)包膜浸润,此型称为包裹性血管浸润型;②包膜不完整并明显浸润周围甲状腺膜组织,此型称为浸润型。包裹性血管浸润型滤泡癌肉眼观察像甲状腺滤泡性腺瘤。浸润型滤泡癌切面灰白色,可侵占大部分甲状腺组织并侵出甲状腺包膜外,与周围组织粘连或侵入周围组织,如气管、肌肉、皮肤和颈部大血管,并常累及喉返神经。此两型均可有出血、坏死、囊性变、纤维化和钙化。除典型的滤泡癌外,Hurthle 细胞癌和透明细胞癌为滤泡性甲状腺癌的两个特殊亚型。

甲状腺癌的两个特殊亚型

- Hurthle 细胞癌:形态与 Hurthle 细胞腺瘤相似,但有包膜、血管和(或)邻近甲状腺实质浸润或有卫星结节形成,预后较差,5 年生存率为 20%~40%。
- 透明细胞癌:罕见,肿瘤由具有透明胞浆的癌细胞构成。癌细胞界限清楚,胞浆内富含糖原。诊断甲状腺透明细胞癌必须先除外转移性肾透明细胞癌和甲状旁腺癌。

---

59 未分化甲状腺癌的临床表现如何?

未分化甲状腺癌的临床表现一般具有以下特点:① 绝大部分患者(64%~80%)表现为单侧或双侧进行性增长的颈部肿块,肿块质硬且迅速增大,部分进展期肿瘤累及表面皮肤,呈暗红色;②局部压迫症状,如有呼吸困难、吞咽困难、颈静脉怒张、声音嘶哑等表现,是由于肿瘤压迫气管、食管、颈静脉及喉返神经所致;③由于未分化甲状腺癌的恶性程度高,病情发展非常迅速,侵犯周围的组织器官,甚至在气管与食管间隙形成巨大肿块,导致呼吸和吞咽障碍;④早期即可发生血道和淋巴道的转移及局部的侵犯,转移常见于肺、肝、肾及上纵隔等部位,首诊时已有颈部淋巴结转移的患者为 90%,气管受侵犯的患者为 25%,通过血道已发生肺转移的患者为 50%。

治疗疑问

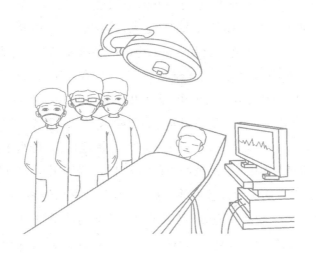

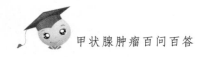

60 甲状腺癌的治疗方法有哪些？

以乳头状甲状腺癌(PTC)为例。虽然大多数病期较长,生长缓慢,但仍属致命性疾病,且部分病例侵袭性较高。外科治疗为主要手段,尤其是术中对局部的处理关系着治疗的成败。但目前临床上对本病的外科处理不甚统一,盲目扩大或缩小手术范围等不规范的问题依然存在,影响患者的生存质量和预后。正规、合理的初次治疗是本病处理的关键所在,同时应注重多学科联合(MDT),方可获得令人满意的疗效。

(1)外科治疗

● 原发灶的处理:据临床 TNM(cTNM)分期、危险分层、各种术式的利弊和患者意愿细化外科处理原则,不可一概而论。PTC 的原发灶切除术式应主要包括甲状腺全/近全切除术和甲状腺腺叶+ 峡部切除术, 而甲状腺次全切除及肿物切除等不规范术式不建议使用。在确定PTC 手术原发灶切除范围时,需要考虑以下几个因素:肿瘤大小,有无侵犯周围组织,有无淋巴结和远处转移、单灶或多灶,童年期有无放射线接触史,有无甲状腺癌或甲状腺癌综合征家族史、性别、病理亚型等。①甲状腺腺叶+峡部切除术与甲状腺全/近全切除术相比,其更有利于保护甲状旁腺功能,减少对侧喉返神经损伤,也利于保留部分甲状腺功能。适应证:局限于一侧腺叶内的单发 PTC,并且肿瘤原发灶≤1cm、复发危险度低、无童年期头颈部放射线接触史、无颈部淋巴结转移和远处转移、对侧腺叶内无结节。相对适应证:局限于一侧腺叶内的单发PTC,并且肿瘤原发灶≤4cm、复发危险度低、对侧腺叶内无结节。需注意的是,这种术式可能遗漏对侧甲状腺内的微小病灶, 不利于术后通过血清 TG 和 ^{131}I 全身显像监控病情,如果术后经评估还需要 ^{131}I 治疗,则要进行再次手术切除残留的甲状腺组织。②甲状腺全/近全切除术:甲状腺全切除术即切除所有甲状腺组织,无肉眼可见的甲状腺组织残存; 甲状腺近全切除术即切除几乎所有肉眼可见的甲状腺组织(保留<1g 的非肿瘤性甲状腺组织,如喉返神经入喉处或甲状旁腺处的非肿瘤性甲状腺组织,建议为无瘤或少瘤一侧)。行甲状腺全/近全切除时,应当尽量保留甲状旁腺及其血供, 以保证术后甲状旁腺功能减退的发生对局部存

在严重侵犯的PTC,如累及气管、食管、喉返神经等,只要患者全身情况许可,应争取做扩大根治手术。如一侧喉返神经受累,可行神经切除;如缺损较小,可行神经端-端吻合;如缺损较大,且喉返神经入喉处及近迷走神经处保留有足够长的神经时,可行神经移植。手术切除甲状腺是治疗甲状腺癌的有效手段,包括一侧腺叶的切除或甲状腺的全部切除以及淋巴结清扫。

● 颈部淋巴结的处理:20%~90%的PTC患者在确诊时即存在颈部淋巴结转移,多发生于中央区(Ⅵ区,即气管前、气管旁、喉前同侧淋巴结、颈淋巴结)。28%~33%的颈部淋巴结转移并不是在术前影像学和术中发现的,而是在预防性中央区淋巴结清扫后才明确诊断,并因此改变了PTC的分期和术后处理方案。因此,建议切除原发灶的同时,在有效保留甲状旁腺和喉返神经的情况下,行病灶同侧中央区淋巴结清扫术。

(2)放射治疗。放射治疗(放疗)是甲状腺癌的一种重要的辅助治疗手段,主要分外照射和放射性核素治疗两种。

● 外照射:PTC对放射线不敏感,所以外照射仅作为手术后的辅助治疗措施。外照射治疗仅适用于:①原发灶无法彻底切除,有少量癌细胞残留,术后补充放疗可降低局部复发率,提高生存率;②PTC骨转移因不适合手术治疗,应用外照射治疗可取得一定疗效,并且有明显的止痛效果。

● 放射性核素治疗:是利用甲状腺具有吸碘功能的特点,将放射性碘高度浓聚于肿瘤组织中,达到杀死癌细胞的目的。

(3)内分泌治疗。是PTC患者临床上最常用的辅助治疗手段之一,其治疗目的是通过反馈抑制和降低TSH水平,建立不利于残留甲状腺癌细胞复发或转移的环境(TSH抑制治疗)。此外,在甲状腺切除术后补充甲状腺素还可防止出现术

温馨提示

^{131}I治疗包含两个层次:一是采用^{131}I清除PTC术后残留的甲状腺组织,简称^{131}I清甲;二是采用^{131}I清除手术不能切除的PTC转移灶,简称^{131}I清灶。

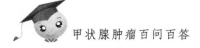

后甲状腺功能减退(甲状腺素替代治疗)。PTC 患者术后均应接受 TSH 抑制治疗,最佳的调整药物剂量的方法是定期随访甲状腺功能,将 TSH 水平控制在正常值低限。TSH 抑制治疗最佳目标值应满足以下两点:①降低PTC 的复发、转移和相关死亡率;②减少外源性亚临床甲状腺功能亢进导致的副作用,提高生活质量。近年来对于 TSH 抑制治疗的理念更加提倡兼顾 PTC 患者的肿瘤复发危险度及 TSH 抑制治疗相关副作用风险,摒弃以往的单一标准,制订个体化治疗目标。目前较为科学的标准是根据双风险评估结果,对不同患者制订相应的 TSH 抑制治疗目标。

61 分化型甲状腺癌手术的目的是什么?

(1)切除原发肿瘤、甲状腺外的肿瘤及受累的淋巴结。彻底切除是关键,而且残存的转移性淋巴结是疾病进展或复发的最常见因素。

(2)减少与治疗相关的死亡率。外科范围及外科医生的经验对手术并发症的发生与否有一定的影响。

(3)提供精确的疾病分期。因为疾病分期与预后、疾病的进一步处理及随访相关。精确的术后分期是处理 DTC 患者的决定性因素。

(4)有利于帮助术后行放射性碘治疗。对于需要放射性碘清甲或清除转移灶的患者,最初手术时切除所有正常甲状腺是非常关键的。甲状腺全或近全切除同时也减少了对侧腺叶复发的风险。

(5)为疾病的复发提供长时间的监测。碘全身扫描及血清免疫球蛋白(IG)的检测都会受剩余的正常腺体的影响。为了能准确监测复发情况,甲状腺全或近全切除是有必要的。

(6)降低肿瘤复发及转移的风险。合理的外科治疗是重要的治疗手段,而放射性碘治疗、TSH 抑制、外照射治疗在一些患者中均是辅助治疗。

62 分化型甲状腺癌的常规术前检查有哪些?

分化型甲状腺癌(尤其乳头状甲状腺癌),甚至包括原发灶很小并且局限在腺体内的肿瘤,应用标准的病理技术可发现 20%~50%的颈淋巴结转移,而依靠更加敏感的方法可发现微转移率达 90%。术前超声可发现可疑淋巴结转移的患者占 20%~30%,从而使大约 20%的患者手术方式得以改变。淋巴结转移发生在 Ⅲ、Ⅳ、Ⅵ区的可能性比 Ⅱ区大。如果超声发现可疑淋巴结,可应用 FNA 对其进行细胞学检查或测量其 TG 的含量,这种应用 FNA 测量淋巴结 TG 的方法非常可靠,甚至可用于 TGAb 阳性的患者。

精确的分期对于决定分化型甲状腺癌的预后及制订正确的治疗方案是非常重要的。彻底清除原发灶及局部病变也是非常重要的,因为远处转移灶可行放射性碘治疗。对于细胞学诊断为恶性的甲状腺肿瘤,手术前应常规行对侧甲状腺及颈淋巴结超声扫描(中央区和颈侧区)。超声是目前甲状腺肿瘤及颈部淋巴结定性的最主要手段,应作为首选,而其他影像学手段只在一些临床情况下适用。CT、MRI 及 PET 对于发现颈淋巴结转移的准确率较低(30%~40%)。这些检查包括喉镜、内镜对于体积较大的、生长迅速的、胸骨后的或侵袭性肿瘤侵犯甲状腺外组织的患者是有必要的。

63 甲状腺切除术后常见的并发症有哪些?

甲状腺手术近期严重并发症常见的有术后出血、呼吸困难及窒息、喉上神经损伤、喉返神经损伤、甲状旁腺功能减退和甲状腺危象。甲状腺切除术后呼吸困难和窒息是危急的并发症,多发生在术后 24~36 小时内,也有在术后 3~4 天发生者,后者罕见。原因包括术后切口内出血、喉头水肿、气管塌陷、双侧喉返神经损伤等。

64 甲状腺全切除术后的风险是什么?

成人甲状旁腺为黄色或棕黄色的长椭圆形小体,外有薄层结缔组织包膜,外周多被脂肪组织包裹,其色泽的深浅取决于腺体内脂肪的含量、血运丰富的程度等因素。甲状旁腺位置数目均不恒定,一般为上、下两对。绝大多数甲状旁腺位于甲状腺真、假被膜之间,上一对甲状旁腺 96%位于甲状腺侧叶后缘中点以上、环状软骨下缘的高度附近,一般位置相对恒定。下一对甲状旁腺多数(62%)位于甲状腺侧叶后缘中、下 1/3 交界处以下至下端的后下方。约 8%的下

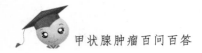

位甲状旁腺位于甲状腺侧叶下端下方数毫米至十余毫米，多埋在气管前外方的脂肪组织内。另有位于腺叶下端近前方表浅处、侧叶下部前、外侧面靠近外侧缘以及异位于胸腺等其他部位者。甲状旁腺功能减退是甲状腺手术尤其是甲状腺全或近全切除术中最常见、最严重的并发症之一。对于永久性甲状旁腺功能减退的预防，目前最有效、最经济的方法仍然是术中原位保留带血供的甲状旁腺或Ⅰ期自体甲状旁腺移植。此外，甲状腺全切除术后必须终身服用甲状腺激素进行替代治疗，以保证人体对甲状腺激素的需求。另外，手术并发症的风险会比非甲状腺全切除术的风险会高一些。

65 甲状腺癌需要化疗吗？

甲状腺癌与其他脏器恶性肿瘤不同，一般不需要化疗。

66 甲状腺癌需要放疗吗？

甲状腺癌的放射治疗主要是指应用 ^{131}I 的治疗。对于局部病灶，有时也会用到外照射治疗。近年来科学家们将 ^{131}I 标记到其他肿瘤标志物中，以便发现新的放射治疗药物。内照射治疗，即放射性核素治疗，是利用甲状腺具有吸碘功能的特点，将放射性碘高度浓聚于肿瘤组织中，达到杀死癌细胞的目的。^{131}I 治疗包含两个层次：^{131}I 清甲和 ^{131}I 清灶。对于 ^{131}I 清甲治疗应根据患者 TNM 分期情况选择性实施。此外，还可根据危险分层进行评估，如AMES 预后分析系统中的高危型患者(男性年龄>40 岁，女性年龄>50 岁；癌细胞有区域淋巴结转移；癌肿侵犯包膜外；甲状腺原发肿瘤最大直径>5cm)。^{131}I 清甲治疗可灭活甲状腺全切除术后残留的甲状腺组织，这样可消灭残留的微小甲状腺癌灶，降低局部复发率。总体来说，除所有癌灶均<1cm 且无腺外浸润、无淋巴结和远处转移的 PTC外，均可考虑 ^{131}I 清甲治疗。妊娠期、哺乳期、计划短期(6 个月)内妊娠者和无法依从辐射防护指导者，禁忌行 ^{131}I 清甲治疗。^{131}I 清灶治疗主要应用于原发肿瘤手术无法彻底切除或出现的远处转移无法手术切除者，治疗前应确保甲状腺全切除，并常规先行全身 ^{131}I 扫描，确定肿瘤组织有吸碘功能才能进行。传统的放射性核素 ^{131}I 治疗前应停止服用甲状腺素至少 4 ～ 5 周，以升高血清TSH 水平，

一般>30mU/L,以提高病灶的摄碘率,增加疗效,但这种处理可能会引起记忆力减退、情绪低落、乏力等甲状腺功能减退的症状。近年来,^{131}I 治疗在欧美一些国家广泛应用, 既增加了血清 TSH 水平又不影响甲状腺素水平,防止因甲状腺素减少引起的诸多毒副反应。

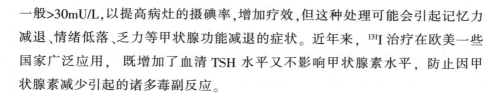

67 甲状腺癌可以通过射频消融来治疗吗？

大多数甲状腺癌首选手术治疗，射频消融不常规推荐。由于消融技术(射频、微波等)属于局部治疗,不能保证甲状腺癌治疗的彻底性且不符合最小治疗单位为侧叶的原则;同时即便是临床 cN0 的微小癌也存在一部分隐匿性的中央区淋巴结转移,消融技术并不能解决淋巴结转移;且经消融治疗后的病灶再行手术的难度增大,属复发高危,故目前不推荐将消融技术作为治疗甲状腺癌的常规手段。未来对于消融技术是否能在严格选择腺内型病例、患者充分知情并在有资质专业人员的规范操作下治疗甲状腺癌,还有待更多的科学观察。

68 哪些患者需要术后给予内分泌治疗？

甲状腺切除术后，甲状腺功能减退的所有患者都需要甲状腺激素的替代治疗。分化型甲状腺癌术后需要甲状腺激素进行 TSH 抑制治疗。

69 怀孕期间(妊娠期)得了甲状腺癌怎么办？

在怀孕 6 个月前诊断的甲状腺癌，应该在怀孕第 4 到第 6 个月期间进行甲状腺手术切除,因为这期间手术引起的流产风险比较低。如果最后 3 个月发现,那么应该在分娩后进行手术。

70 什么情况下需要 ^{131}I 治疗？

用 ^{131}I 治疗的甲状腺癌患者,通常需要在接受治疗之前经过甲状腺全或近全切除术。由于大部分甲状腺组织已被切除,仅剩下一小部分可以摄取碘,所以对碘的摄取率会比较低。低碘饮食可以让剩余的甲状腺细胞处于缺碘状态,而对放射性碘的摄取则更加猛烈,使放射性碘能够最大程度进入剩余的甲状

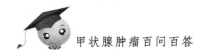

腺细胞,从而使治疗达到最佳效果。

71 分化型甲状腺癌术后为何需 ^{131}I 清除残留甲状腺组织?

行完甲状腺癌手术并不意味着没事了,而是需要进一步的治疗及长期随访。这是因为:①分化型甲状腺癌手术时为了不损伤甲状旁腺、神经、大血管等,常有部分甲状腺组织残留;②甲状腺癌常为多中心灶性,未切除的残留甲状腺组织可能隐藏有甲状腺癌细胞,^{131}I 清除术后残留甲状腺组织或甲状腺细胞具有重要的临床价值;③^{131}I 清除后提高转移灶的 ^{131}I 摄取率,便于转移灶的清除;④^{131}I 清除剂量明显大于全身显像剂量,可发现诊断剂量不能发现的病灶,起到诊断、治疗的双重作用;⑤方便随访观察,去除残留甲状腺组织后,可使转移灶 ^{131}I 摄取率增加,又去除了血清 TG 产生的来源,因而有利于血清 TG 发现甲状腺癌转移和复发灶;⑥降低复发率和死亡率。

72 ^{131}I 治疗分化型甲状腺癌残留灶疗效如何?

手术+ ^{131}I 清除+甲状腺激素抑制治疗的综合治疗方案疗效最佳,能减少癌症复发率和提高生存率。分化型甲状腺癌 3 种治疗方法比较:单纯手术治疗复发率为 32%,手术+甲状腺激素抑制治疗复发率为 11%,手术+ ^{131}I 清除+甲状腺激素抑制治疗复发率为 2.7%。

73 甲状腺癌患者在行 ^{131}I 治疗前应做哪些检查?

根据需要检测相关项目,如血清 TT3、TT4、FT3、FT4、TSH、TG、TGA;测定甲状腺 ^{131}I 摄取率和甲状腺显像;X 线胸片、心电图、B 超及肝肾功能检查等。

74 甲状腺癌患者在行 ^{131}I 治疗前要注意哪些饮食事项?

大多数含碘的药物、食物以及影响甲状腺功能的药物都可以改变甲状腺摄取 ^{131}I 功能,故服药前应停止食用此类食物或服用此类药物 4~6 周,如海带、紫菜等海产品,碘化物复方碘溶液、甲状腺片等药物,部分中草药,如昆布、贝母、牛蒡子、木通等。

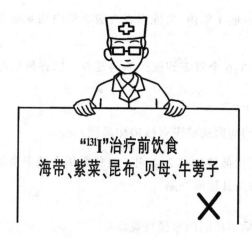

"131I"治疗前饮食
海带、紫菜、昆布、贝母、牛蒡子

75 131I 治疗的安全性如何?

131I 治疗是非常安全、可靠的治疗方法,治疗副作用并没有传说中的那样可怕。虽然 131I 是带有放射性的治疗药物,但相比而言,这种治疗的副作用远比放疗和化疗小,不会引起严重的呕吐、脱发、血尿等毒副反应。研究表明,131I 本身释放出少量的 γ 射线,因其辐射量较小,对患者今后的婚姻、生育无不良影响,也不会提升其他部位肿瘤的发生概率。治疗过程中,患者一般只有一些轻度的胃肠道反应、颈部肿胀及腮腺肿胀等表现,其中大多数都将自行缓解,个别反应严重的患者对症治疗后也均能缓解,对患者日常生活和工作基本没有影响。

76 131I 治疗甲状腺癌转移灶的注意事项有哪些?

(1)甲状腺癌转移灶治疗碘用量大,在治疗后 1 周内可出现唾液腺炎和喉头水肿。为减轻患者的反应,可口服泼尼松,含化维生素 C 或经常咀嚼口香糖,促使唾液分泌,预防或减轻辐射对唾液腺的损伤。

(2)服 131I 后患者应该多饮水、勤排尿,以减少全身及膀胱的辐射剂量。

(3)治疗后 1 周内尿液适当防护处理,患者与家属不要长时间接触。

(4)服 131I 48~72 小时后开始用甲状腺激素替代治疗。

(5)131I 治疗出院后注意休息,加强营养,避免剧烈运动和精神刺激。3~4 周内禁用碘剂和含碘药物及食物。

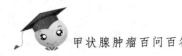

(6)女性患者一般1年内、男性患者一般半年内均须避孕。具体请咨询专科医生。

(7)^{131}I治疗后3~6个月需到核医学科复查，以评价治疗效果或决定进一步的治疗方案。

77 ^{131}I治疗时应避免吃哪些食物和药物？

一般医生会建议低碘饮食2~4周。避免服用含碘丰富的食物，包括碘盐、海盐、乳制品、海鲜及其他海产品。

78 ^{131}I治疗后多长时间才能妊娠？

一般建议在放射性碘治疗6个月后，最好是1年之后再怀孕。

79 ^{131}I治疗的副作用有哪些？

主要有甲状腺功能减退、恶心、呕吐、唾液腺肿胀和疼痛、口干、味觉异常、声带麻痹、鼻疼痛、脱发、血细胞计数下降等。

80 服用甲状腺激素时感觉很好，是否可以多服用呢？

甲状腺激素能引起身体代谢增强，因此循环血中过量的甲状腺激素会导致体重减轻。如果滥用甲状腺激素，会产生更多的能量消耗和体重减轻，持续过量的应用是有害的，这是因为加快代谢不仅消耗脂肪，也消耗蛋白质，导致肌无力。其他的副作用包括骨质疏松甚至骨折、心律失常、心脏肥大和心力衰竭。

81 妊娠对甲状腺癌患者预后及复发的影响如何？

大多数研究表明，妊娠不会使分化型甲状腺癌患者的预后变差。妊娠期发现DTC，手术可以推迟到分娩后，不会影响肿瘤复发率及死亡率。但妊娠对甲状腺髓样癌及未分化癌的影响尚不清楚。研究发现，对于那些妊娠之前没有残留病灶或生化指标无异常的女性，妊娠并不会导致肿瘤复发率的升高；但是对于那些妊娠期间还有残留病灶或生化指标正常的女性，妊娠可能就是甲状腺癌复发的促进因素。

82 妊娠期甲状腺肿瘤如何进行治疗？

尽管妊娠是导致结节性甲状腺肿进展的一个危险因素，但是没有证据表明左甲状腺素(LT4)能够在妊娠期减小甲状腺结节的大小或阻止其生长。因此，不推荐在妊娠期使用左甲状腺素抑制疗法。对于细针抽吸(FNA)检查显示为良性但生长迅速或超声怀疑为恶性的甲状腺结节，应重新实施FNA，并考虑外科治疗。对于生长较慢的甲状腺结节，不管组织活检为良性还是不确定，在妊娠期都不需要手术治疗。对于巨大的良性甲状腺结节合并有气管或食管压迫症状时，必须考虑外科手术治疗。对于 FNA 提示可疑甲状腺癌的妊娠期妇女不需要在妊娠期手术，除非是生长迅速的结节和(或)有淋巴结转移。

手术治疗指征

- 如需要在妊娠期手术，应选择在妊娠中期，以降低孕妇及胎儿的并发症，并考虑甲状腺癌术后导致的孕妇甲状腺功能减退及甲状旁腺功能减退。
- 如果手术被延期到产后，对于 FNA 显示为分化型甲状腺癌的患者，可以考虑甲状腺激素抑制治疗。
- 甲状腺激素抑制治疗的目标是将 TSH 控制在一个低于正常值的范围(0.1~1.5mU/L)。

妊娠早期的细胞学检查显示为乳头状甲状腺癌的单个结节应该在妊娠各期进行颈部的超声检查，用以评估肿瘤的生长速度，决定是否需要立即手术治疗。如果结节到妊娠中期是稳定的或是在妊娠后期诊断出来，手术可以在分娩后进行。然而，如果分化型甲状腺癌有实质性进展或在妊娠中期之前出现淋巴结转移，则推荐手术治疗。

83 治疗后的分化型甲状腺癌患者在妊娠期 TSH 抑制的目标是什么？

妊娠期行 TSH 抑制治疗是安全的。根据美国分化型甲状腺癌的治疗指南和欧洲甲状腺协会的共识，存在顽固病灶的患者，血清 TSH 应维持在0.1mU/L

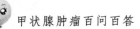

以下。临床及生化上显示无病灶且属于高危组的患者,血清 TSH 应维持在0.1~0.5mU/L。对于没有残余病灶的患者且临床上显示无病灶以及血清 TG 和颈部超声阴性的患者,血清 TSH 可维持在正常值较低的范围内(0.3~1.5mU/L)。对于已经治疗过的甲状腺癌女性患者,主要任务是将 TSH 维持在预期的范围内。甲状腺癌患者比已行甲状腺切除术的良性甲状腺疾病患者或原发性甲状腺功能减退患者需要更小剂量地增加甲状腺素。平均来算,累计的左甲状腺素剂量在妊娠早期增加 9%,妊娠中期增加 21%,妊娠晚期增加 26%,65%的患者在妊娠中期需要调整左甲状腺素的剂量。一旦确定妊娠,就应该评估甲状腺的功能。左甲状腺素剂量调整 4 周后应该进行药物合适剂量的检测。TSH 水平应该每 4 周检测一次,直到妊娠 16~20 周,以后在 26~32 周期间每周查一次。

84 放射性碘治疗甲状腺癌对妊娠患者有何影响?

接受手术治疗后大部分患者还会接受放射性碘治疗。研究证明,放射性碘对胎儿性腺生成以及妊娠无明显影响。没有研究能够证明放射性碘使流产、早产、先天性畸形、低体重、出生后 1 年内死亡及后代发生肿瘤的可能性增加。同样没有证据能够证明妊娠前接触过放射性碘会影响妊娠以及后代的健康。放射性碘治疗后数月内甲状腺激素水平未控制在最佳水平,可能会增加流产的风险。因此,建议放射性碘治疗后至少 6 个月妊娠,以保证妊娠期 LT4 替代治疗的最佳水平。

85 甲状腺癌术后是否需要"进补"?

甲状腺癌手术后,一般不需要较长时间就可以恢复,但是需要注意劳逸结合,不要过度劳累,不要参加剧烈运动,正常饮食,不需要进补。

86 民间的"家传秘方"能治愈甲状腺癌吗?

一旦发现患有甲状腺癌,不应相信家传秘方,应该到正规医院进行正规治疗。

87 甲状腺癌骨转移的发生率高吗?

甲状腺癌并不经常发生骨转移。两种最常见的甲状腺癌是乳头状甲状腺癌和滤泡性甲状腺癌,前者骨转移发生率小于 2%,后者不超过20%。

88 甲状腺髓样癌的治疗方法有哪些?

(1)外科治疗。目前外科手术仍是甲状腺髓样癌的首选根治方式。

● 原发癌的外科治疗:需要予以高度重视的是对于伴有嗜铬细胞瘤的甲状腺髓样癌患者,应先行处理嗜铬细胞瘤,再行甲状腺癌手术,否则可激发致死性高血压。对双侧发病的散发型甲状腺髓样癌患者而言,应行甲状腺全切除术,因为此类患者往往是遗传型甲状腺髓样癌家系的先证者。对于无明确家族史,术前影像学检查考虑单侧较小病变的散发型甲状腺髓样癌患者,建议可行单侧腺叶+峡部切除术,术中常规探查对侧甲状腺,如发现肿瘤时再行甲状腺全切除术。对已发病的遗传型甲状腺髓样癌患者,应常规行甲状腺全切除术。首先,遗传型甲状腺髓样癌甲状腺双侧发病比例高达 90%;其次,遗传型甲状腺髓样癌为常染色体显性遗传,理论上遗传型甲状腺髓样癌患者每个滤泡旁细胞都有恶变的可能,因此只要保留甲状腺组织,就有可能再次发病。

● 颈部淋巴结的外科处理:甲状腺髓样癌易发生早期淋巴结转移,且转移率较高。多项研究表明当原发病灶>1cm 时,颈淋巴结转移率不低于50%。颈淋巴结转移是甲状腺髓样癌中影响预后的重要因素,因此除家系筛查出的未发病的低危组 RET 突变基因携带者外,其他患者应至少行中央区颈淋巴结清除术,临床淋巴结阳性患者需常规行颈淋巴结清除术。需要指出的是,甲状腺髓样癌易向上纵隔转移,因此手术应注意Ⅶ区淋巴结的清除。

(2)内科治疗。晚期甲状腺髓样癌单靠手术难以彻底清除。由于其对放射线不敏感,而且邻近器官如甲状软骨、气管、脊髓等对放射线耐受性低,因此一般情况下外照射治疗效果差,甚至有部分研究认为接受放疗的患者预后反而更差。同时甲状腺髓样癌源于滤泡旁细胞,不具备摄碘能力,^{131}I 治疗无效。化疗在甲状腺髓样癌早期治疗中无作用。文献中化疗仅用于快速进展的或有远

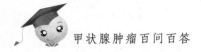

处转移的甲状腺髓样癌的姑息治疗，常用药物包括达卡巴嗪、5-氟尿嘧啶、阿霉素等，但效果不佳。目前认为放化疗仅在无有效控制手段下作为一种姑息治疗方法。生物治疗正在晚期甲状腺髓样癌中逐渐开展，并展示出一定前景。

89 滤泡性甲状腺癌的治疗及预后如何？

滤泡性甲状腺癌原发灶的治疗原则基本与乳头状甲状腺癌相同，但因滤泡性甲状腺癌较少发生淋巴结转移，所以除临床上已出现颈淋巴结转移的患者行颈淋巴结清除术外，一般不做选择性颈淋巴结清除术。对于发生远处转移的患者，可行甲状腺全切除术，术后行 ^{131}I 治疗。肺内转移的微小病变应行放射性碘治疗，只要病变对放射性碘治疗有反应就应每 6~12 个月一次，可多次治疗。放射性碘治疗的剂量可以为经验性的固定剂量（100~300mCi）。孤立的骨转移病灶可行手术彻底切除，可使生存率提高。无法切除的痛性病变也可考虑放射性碘、射线照射及动脉栓塞等治疗。这些方法主要是缓解骨性疼痛，并不是治疗甲状腺癌本身。脑转移见于晚期老年患者，预后很差。中枢神经系统的转移病变不论对放射性碘的吸收如何均应手术完全切除，因可使生存时间明显延长。

滤泡性甲状腺癌 10 年生存率为 40%~65%，其预后与年龄、血管侵犯及远处转移有关。45 岁以下患者预后较好。60%滤泡性甲状腺癌患者超过 40 岁，其中远处转移为其主要死亡原因。肿瘤在包膜内、小的和分化好的滤泡性甲状腺癌、血管侵犯不明显者预后好。

90 未分化甲状腺癌的治疗及预后如何？

由于未分化甲状腺癌甚难控制，一般从诊断到死亡中位生存期仅 4 ~ 8 个月，临床上一经发现即为晚期，所以将所有的未分化甲状腺癌都分为Ⅳ期。其中肿瘤局限于腺体内并能根治切除者为ⅣA 期，肿瘤超出腺体且不能根治切除者为ⅣB 期，发生远处转移者为ⅣC 期。目前未分化甲状腺癌的治疗原则应以手术+放疗为主，同时结合化疗的综合治疗。

（1）外科处理。ⅣA 期因肿瘤局限于甲状腺内，可行完整手术切除。ⅣB 期患者占40%~60%,因侵犯甲状腺外组织,分为可切除和不可切除,其治疗仍存在争议。如患者合并呼吸困难,在了解病变侵及范围的情况下,积极保护呼吸道,可行气管切开后放疗。放置的气管套管以塑料或硅胶材质为佳,以利于术后放疗。

(2)放射治疗。既是已失去手术机会患者的主要治疗方式,也是术后重要的辅助治疗方式,因为放疗适用于所有确诊为 ATC 患者。放疗只能延长部分患者的短期生存。单纯放疗及放疗与手术相结合能达到较好的局部控制。放疗的靶区一般包括肿瘤区和Ⅱ~Ⅵ区淋巴结及上纵隔Ⅶ区。为做到在保证靶区照射剂量的同时不过度损伤脊髓、腮腺等重要组织器官,临床上常采用调强放疗技术, 既在剂量分布上具有明显优势又不增加周围重要器官的高剂量的照射。目前有临床研究认为,超剂量分割放疗结合放疗增敏(用 ADM 增敏),提高局控率可达80%, 中位生存期1年。因此放射治疗作为辅助治疗手段, 对于ATC 的治疗起到缓解呼吸困难及局部控制的作用。

(3)化学治疗。化学治疗对此型甲状腺癌的疗效差,但仍有一定疗效。有报道用顺铂+阿霉素联合化疗,反应率达33%。紫杉醇最近被用于初诊的患者,证实具有一定姑息受益,然而加大化疗药剂量却不能提高远处转移灶的反应率,以便提高生存率。但目前由于 ATC 治疗效果较差,临床上化疗联合手术以及外照射治疗在ATC 中得到一定程度的应用,小部分 ATC 患者在接受不同类型的治疗后生存期延长。ATC 的预后极差,5 年生存率低于10%,患者一般多在2~6个月内死亡,很少存活1年以上,主要死于局部侵犯及广泛转移。影响预后的主要因素是原发癌的局部侵犯情况及术后复发等。此外,选择何种手术方式也对预后产生一定的影响。一般认为局限在腺体内的 ATC 应完全切除肿块或扩大切除范围,而腺体外侵犯者则只做姑息性手术。

91 什么是甲状腺恶性淋巴瘤?

甲状腺虽可发生恶性淋巴瘤, 但甚为少见, 占甲状腺恶性肿瘤的0.6%~5%, 占结外淋巴瘤的 2%。男女比例为 1:2.7。多发生于平均年龄为60 岁的老年患者。原发性甲状腺淋巴瘤绝大多数为非霍奇金淋巴瘤,主要为弥漫性大B 细

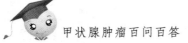

胞淋巴瘤,其次为结外边缘区 B 细胞淋巴瘤/ 低度恶性黏膜相关组织淋巴细胞瘤。甲状腺原发性恶性淋巴瘤常与淋巴细胞性甲状腺肿并存(25%~77%)。偶可发生自淋巴细胞性甲状腺肿恶变,肿块生长甚快,临床表现基本同未分化甲状腺癌,但对放射治疗反应甚为敏感,与未分化甲状腺癌可资鉴别。甲状腺继发性恶性淋巴瘤多于原发,以非霍奇金淋巴瘤占多数,病灶可较小,常伴颈淋巴结肿大,可在身体其他部位如胃肠道发现原发病灶。原发性甲状腺淋巴瘤最常见的临床表现为快速增大的甲状腺肿物,常伴有颈部淋巴结肿大。甲状腺淋巴瘤其他的临床表现为声嘶、呼吸困难、咳嗽、吞咽困难、发热、盗汗、体重减轻等。细针抽吸细胞学检查是初诊的主要方法。应多方位、多点抽吸,可辅以超声引导。近年来由于流式细胞技术、免疫组织化学技术、PCR、原位杂交等技术的应用,甲状腺淋巴瘤的细针抽吸细胞学诊断率大为提高。尽管如此,有学者认为细针抽吸细胞学并不能取代开放性切除活检,理由是:①细针抽吸细胞学确诊甲状腺淋巴瘤亚型有一定困难,而不同的亚型其预后与治疗方案大不相同;②开放性切除活检能取得足够有代表性的组织标本,同时使其他亚型的甲状腺淋巴瘤避免误诊。因为黏膜相关组织淋巴瘤常与弥漫性大 B 细胞淋巴瘤并存。加之样本组织较少,漏诊了侵袭性淋巴瘤成分,则导致了错误的治疗。目前国内细针抽吸细胞学的甲状腺淋巴瘤诊断准确率并不高。

92 甲状腺恶性淋巴瘤的治疗方法有哪些?

全身化疗及局部放疗是诊断明确的原发性甲状腺淋巴瘤的主要治疗手段。根据不同的分期、分型采取化疗和(或)放疗,能较好地控制全身及局部病变,减少复发。经典、有效的化疗方案为 CHOP 方案。整个颈部、锁骨上窝、上纵隔的放疗对控制局部病变的有效率可达 85%。近 20 年来,本病的治疗原则和方法已从单一手术发展到手术、化疗、放疗等综合治疗。研究表明,明确诊断后行化疗、放疗可取得较高的完全缓解率。

93 **甲状腺切除术后出现甲状旁腺功能减退是什么表现？**

甲状腺肿瘤外科手术时，由于甲状旁腺被切除、损伤或其血供障碍，致使甲状旁腺素的生成不足、钙盐沉积、血钙下降，而引起术后甲状旁腺功能减退（简称甲旁减）的症状，其发生率视手术的范围、外科医生的技术经验而有差异。作为临床上备受关注的甲状腺外科并发症，甲旁减大多为暂时性，可于术后数天至数周甚至数月得到缓解。术后永久性的甲旁减少见。甲状旁腺功能减退的症状包括手足麻木、肌肉疼痛、腕关节屈曲、掌指关节屈曲及指间关节伸直等。也可见拇指伸直内收，斜向横贯于掌。叩击肌肉时可能引起肌肉的收缩。喉头痉挛是其最危险的表现，可导致缺氧、窒息甚至死亡。内脏肌肉功能异常常引起胆绞痛或腹泻。手足搐搦是由于低血钙时神经肌肉兴奋性增强所致。

94 **甲状旁腺功能减退的治疗措施有哪些？**

（1）饮食上应采用高钙、低磷饮食，限制高磷食品的摄入。尽量避免应用能加重低血钙的药物，如避孕药、糖皮质激素、地西泮、苯妥英钠、苯巴比妥等制剂，即便使用亦不宜长期使用。

（2）甲状旁腺功能减退患者出现低钙血症手足搐搦时必须采用静脉注射钙剂治疗。通常选用10%葡萄糖酸钙10mL，初次静脉注入钙宜达到180mg为佳。需注意的是，浓钙溶液对静脉有刺激，若溢出静脉外可造成严重的软组织炎症，故应该用葡萄糖50～100mL将钙注射液稀释，5～10分钟内缓慢静脉注入，尽量避免直接推注，必要时可于1～2小时后重复使用。如果患者在2～3周内曾使用过强心苷类药物则更应小心，应该将血钙维持在正常下限，切忌使用大剂量钙剂。因高钙血症会使心脏对强心苷极为敏感，容易发生心律失常甚至猝死，故此类患者最好停用强心苷类药物。

（3）如果甲旁减患者血钙低至2.0mmol/L，但无手足搐搦或只有轻微的神经–肌肉症状，可以口服钙剂治疗，每次200mg，每天4～6小时1次，或者口服维生素D或其衍生物，不必静脉推注钙剂。

95 乳头状甲状腺微小癌可以不做手术吗?

有文献报道,虽然乳头状甲状腺微小癌预后良好,但并不是都倾向于不进展的亚临床状态。任何晚期甲状腺癌都是由乳头状甲状腺微小癌进展而来,并非癌症一发生就是晚期,而且部分乳头状甲状腺微小癌可合并有高侵袭性组织学变型,甚至在早期就出现局部侵犯或淋巴结及远处转移。同时,恰恰因为乳头状甲状腺微小癌的总体治疗效果较好,多数患者经过外科治疗就能根治,所以更应该积极手术治疗,并注重手术的彻底性和规范性,这样可以有效降低复发率和转移率。也有文献报道,部分乳头状甲状腺微小癌处于亚临床状态,很少发展成为具有临床意义的甲状腺癌,有些甚至终身无症状。即使有些病例出现临床症状或颈部淋巴结转移,但对生存率影响不大。因此提出对于无转移的、无症状的乳头状甲状腺微小癌可不给予任何治疗,只需观察。

温馨提示

乳头状甲状腺微小癌是否需要手术治疗应该综合术前危险评估、超声二维成像特征、肿瘤的组织学特性(浸润性、多灶性、淋巴结转移倾向性),并适当考虑患者的思想压力及长期密切随访观察的可能性等方面而决定。

96 乳头状甲状腺微小癌需要做碘治疗吗?

大多数乳头状甲状腺微小癌不需要后续的 ^{131}I 清除手术后残留的甲状腺组织(简称 ^{131}I 清甲)。因此不建议将 ^{131}I 清甲作为乳头状甲状腺微小癌术后的常规处理手段。不过根据长期的临床实践以及国内外的相关研究报道显示,有些乳头状甲状腺微小癌可有不同程度的颈淋巴结转移,个别病例甚至存在远处转移。对合并有转移(尤其远处转移)的乳头状甲状腺微小癌患者,^{131}I 治疗可有助于消除手术残留的病灶或不能通过手术切除的转移灶,有助于缓解病情并减低乳头状甲状腺微小癌复发的风险。

乳头状甲状腺微小癌术后(甲状腺全/近切除术)¹³¹I 治疗的适应证

- 检查明确有远处转移灶
- 肿瘤未能完整切除、术中有残留
- 仍存在不易解释的异常血清甲状腺球蛋白(TG)持续升高

97 乳头状甲状腺微小癌需要长期服用促甲状腺激素吗?

促甲状腺激素(TSH)抑制、治疗及预防分化型甲状腺癌复发、转移的作用显著,但目前尚没有针对乳头状甲状腺微小癌患者 TSH 抑制治疗效果评估的研究。高危 DTC 患者术后 TSH 抑制<0.1mU/L 时,肿瘤复发、转移显著降低;低危 DTC 患者术后 TSH 抑制0.1~0.5mU/L 时即可使总体预后显著改善。其中低危甲状腺癌包括年龄<45 岁、无远处转移的乳头状甲状腺微小癌患者以及年龄≥45 岁、无肉眼可见的甲状腺腺外侵犯、无颈部淋巴结转移、无远处转移的乳头状甲状腺微小癌患者。但是长期服用超生理剂量的促甲状腺激素造成的亚临床甲状腺功能亢进,增加了患者发生骨质疏松和心血管疾病的风险,所以对低、中危患者尤其是老年患者或可放宽 TSH 抑制水平。

温馨提示

欧洲指南推荐低危甲状腺癌(包括处于 T1N0M0 期的乳头状甲状腺微小癌)TSH 抑制水平为 0.5~1.0mU/L。2014 年美国甲状腺协会指南推荐中危甲状腺癌患者 TSH 抑制水平可控制在 0.1~0.5mU/L 范围内,而低危患者可控制在 0.5~2mU/L 范围内。

98 儿童及青少年甲状腺癌如何治疗?

儿童和青少年分化型甲状腺癌的治疗方法仍然是以手术治疗为核心,并结合 TSH 抑制治疗和 ¹³¹I 治疗,化疗及外照射治疗均不宜选用。对于颈部转移淋巴结和远处转移的治疗原则现也已基本统一,颈部转移灶宜采用改良性颈清扫术以尽量保存功能,远处转移采用 ¹³¹I 治疗。但原发灶的手术范围以及是

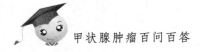

否常规行术后 ¹³¹I 治疗仍存一定争议。笔者认为,儿童和青少年甲状腺癌的治疗应分层细化及更加注重功能。对于分化型甲状腺癌,手术方式的选择基本同成人分化型甲状腺癌的治疗原则,但对于有放射线接触史的儿童及青少年分化型甲状腺癌建议行甲状腺全切除术。对于家族性甲状腺髓样癌,建议积极行甲状腺全切除术及患侧相应区域功能性颈清术;双侧腺体受累者,则应行甲状腺全切除术及双侧相应区域功能性颈清术;单侧较小病变的散发型甲状腺髓样癌患者,可考虑行单侧腺叶+峡部切除及患侧相应区域功能性颈清术。儿童及青少年甲状腺癌手术后的综合治疗包括 ¹³¹I 治疗和内分泌治疗。

99 什么是药物临床试验?

按照美国食品与药物管理局(FDA)颁布的《药物临床试验质量管理规范》中临床试验的定义,临床试验指任何在人体(患者或健康志愿者)进行药物的系统性研究,以证实或揭示试验药物的作用、不良反应及(或)试验药物的吸收、分布、代谢和排泄,目的是确定试验药物的疗效与安全性。临床试验一般分为Ⅰ、Ⅱ、Ⅲ、Ⅳ期临床试验和 EAP 临床试验。

100 药物临床试验的分期是什么?

不同期别的药物临床试验目的不同。

Ⅰ期临床试验:新药物或疗法刚开始用于人类,在少数受试者(10~30 名)中进行,包括初步的临床药理学、人体安全性评价试验及药物动力学试验,为制订给药方案提供依据。包括:①耐受性试验,初步了解试验药物对人体的安全性情况,观察人体对试验药物的耐受及不良反应;②药物动力学试验,了解人体对试验药物的处置,即对试验药物的吸收、分布、代谢、消除等情况。

Ⅱ期临床试验:新药物或疗法用于更多的受试者(100~300 名)来评价药物对目标适应证患者的治疗作用,是治疗作用初步评价阶段。其目的是初步评价药物对目标适应证患者的治疗作用和安全性, 也包括为Ⅲ期临床试验研究设计和给药剂量方案的确定提供依据。

Ⅲ期临床试验:新药物或疗法用于更多的人群(1000~3000 名),进一步评价其有效性和安全性,监测其不良反应,常与标准疗法或替代疗法相比较,收集相关信息来确保新药物或疗法可以安全地使用。其目的是进一步验证药物对目标适应证患者的治疗作用和安全性,评价利益与风险关系,最终为药物注册申请的审查提供充分的依据。试验一般应为具有足够样本量的随机盲法对照试验。

Ⅳ期临床试验:为新药上市后由申请人进行的应用研究阶段。其目的是考察在临床广泛使用条件下的药物疗效和不良反应、评价在普通或者特殊人群中使用的利益与风险关系以及改进给药剂量等。

101 参加临床试验是否有益处?

通过临床试验,可以在癌症治疗上处于一个积极主动的地位。可以在别人之前获得新的治疗方案,验证这种新的治疗方案是否比现有的治疗方法好,这些经验将来能帮助其他人。

102 如何参加临床试验?

如果想参加临床试验,可前往相关病种的门诊,已经住院或经过诊治的患者可以询问自己的主管医生是否有在研的临床试验,或者留意相应医院官网上"受试者招募"的信息。带齐既往就诊资料,在负责临床试验医生的安排下进行评估。如果评估后医生认为符合此项临床试验的入组条件,则经过充分的医患沟通,以自愿为原则,双方签署《知情同意书》。之后患者的诊治资料将被完整保存,根据试验方案进行用药、复查、随访,数据将被记录并上传到质量控制部门。在此过程中,研究者只提取治疗相关的数据进行分析,不会泄露患者任何个人信息和隐私。在治疗结束后,会根据研究方案进行定期随访。

103 参与临床试验的过程中是否可以中途退出?

通常情况下,在参与临床试验期间,参加者可以在任何时间、不需要任何理由而要求不再继续进行试验,患者的选择,包括医生在内的所有人都无权干涉。但我们推荐除非出现严重不良反应、符合排除或剔除标准、研究者评估后

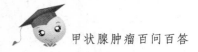

认为不再适合参与等原因,不应轻易自动要求退出试验。因为这样不仅对已设计好的设计方案产生不利影响,更会让患者自身无法接受持续性、连贯性的医疗,会对疗效产生潜在的负面作用。

104 是否所有人都可以参加临床试验?

所有的临床试验都有"入组和排除标准"。允许参加临床试验的因素为"入组标准",不允许的因素为"排除标准"。这些标准是根据年龄、性别、疾病类型和阶段、治疗史、患其他疾病情况等因素制订的。只有符合标准的人才可以参加临床试验。值得注意的是,制订"入组和排除标准"不是用来拒绝人们参加临床试验,相反而是确定此人参加临床试验是否合适,以保证其安全。

105 甲状腺恶性肿瘤诊疗研究的进展情况如何?

甲状腺癌发生率在世界范围内逐年上升,已成为常见的恶性肿瘤之一。进入 21 世纪以来,分子诊断及影像学诊断技术、外科技术、肿瘤治疗技术、治疗方法均不断提高,为早期甲状腺癌的诊断以及晚期甲状腺癌的治疗带来了福音。目前甲状腺癌的诊断已经由最初的触诊逐渐过渡到影像学诊断甚至分子病理诊断,且治疗亦由最早的单纯手术切除逐渐过渡到外科手术、内分泌抑制治疗、放射性核素治疗甚至靶向治疗相结合的多学科合作模式。分子病理诊断是以后甲状腺癌诊断的必然趋势,而治疗方面,外科治疗仍占甲状腺癌治疗的较高权重。外科治疗的进展主要包括外科理念的进展以及外科技术及器械的发展。外科理念的进展主要体现在甲状腺外科的规范化治疗上,而外科技术及器械的进展也直接影响着甲状腺癌治疗的效果,同时对于一些晚期不能外科手术的患者,一些新型的分子靶向药物也随着生物科技的发展孕育而生,并为晚期甲状腺癌的内科治疗提供了新的方向。

106 甲状腺癌影像学诊断的进展情况如何?

与很多恶性肿瘤相同,治疗前的准确诊断是成功治疗的重要前提,否则就很难提及规范治疗,这也是少数甲状腺癌患者多次反复手术的根由之一。因此,我们经常强调术前准确诊断在诊治流程中的"枢纽"地位。当然这不仅仅是病理学的诊断,同时也包括临床分期和危险评估,这是规范流程的起点和基础。近年来国内外报道甲状腺癌的检出率逐年升高,成为甲状腺癌发病率逐年上升的一个重要原因,超声影像、细针抽吸细胞学(FNAC)、超声影像结合细针抽吸或穿刺针等技术应用均成为重要的推手。尤其是超声引导下的细针抽吸技术结合分子病理诊断已成为未来诊断甲状腺癌的必然趋势。

107 甲状腺癌分子诊断的进展情况如何?

随着分子生物学的不断发展,分子诊断和分子病理在甲状腺癌诊断中的地位愈显突出,一些研究已经应用于临床实践,为甲状腺癌的术前诊疗及预后判断提供帮助。在 ATA 2009 年修订的《甲状腺结节与分化型甲状腺癌治疗指南》中也推荐:FNA 中不确定病理细胞学结果的患者可以考虑应用分子诊断标志物(如 BRAF、RAS、RET/PTC、PAX8 及半乳激素-3)。一些已知的遗传学突变见下表。

肿瘤类型	表达率(%)	肿瘤类型	表达率(%)
乳头状癌		低分化癌	
BRAF	45	RAS	35
RET/PTC	20	β-联蛋白(CTNNB1)	20
RAS	10	TP53	20
TRK	<5	BRAF	20
滤泡性癌		AKT1	15
RAS	45	未分化癌	
PAX8-PPARγ	45	TP53	70
PIK3CA	<10	β-联蛋白(CTNNB1)	60
PTEN	<10	RAS	50
髓样癌		BRAF	20
家族型:RET	>95	PIK3CA	20
散发型:RET	50	PTEN	<10

(1)基因标志物。一系列研究表明,FNA 细胞学检测提高了甲状腺结节细胞学诊断的准确性,其中很多是关于 BRAF 基因突变的。研究证明,如果对细胞学检测诊断不明确的结节进行 BRAF 检测,能大大提高诊断的准确性。一系

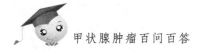

列研究发现均表明,BRAF 基因突变可作为一项重要分子标志物指导 PTC 诊断和治疗。若发现肿瘤存在阳性突变,则强烈建议手术。研究发现联合检测多个分子标志物比单一标志物有更大的诊断意义。一项研究探究了一组突变包括BRAF、RAS、RET/PTC、PAX8 的诊断作用。这项研究显示了对于细胞学诊断不能确定的结节,多个分子标志物检测具有更高的诊断价值。细胞学病理诊断为恶性肿瘤的标本,最后组织学病理证实恶性率为 40%,而如果增加这些分子标志物的检测,在突变阳性的标本中恶性率达到了近 100%,而在突变阴性的标本中约有 14% 为恶性。

(2)蛋白质标志物。蛋白质标志物对于分子病理诊断具有相当重要的价值。应用相应的蛋白质标志物抗体行免疫组织化学有利于提高病理诊断率。一些蛋白质标志物如细胞角蛋白 19(CK-19)、半乳激素-3(Gal-3)和 HBME-1 等的检测,尤其是联合检测对甲状腺良恶性病变的诊断与鉴别诊断具有较好的临床实用价值。一些研究表明,在乳头状甲状腺癌鉴别诊断中,CK-19 的敏感性较高,Gal-3 和 HBME-1 特异性较强,3 种抗体联合应用有助于鉴别乳头状甲状腺癌与乳头状增生。

108 甲状腺癌外科治疗的进展情况如何?

时至今日,甲状腺外科已成为一个专门的学科,从临床到基础研究都在迅猛发展。尤其在外科规范化治疗方面,更是在与国际接轨的基础上,通过我国循证医学验证,于 2012 年由中华医学会内分泌病学分会、中国抗癌协会头颈肿瘤专业委员会、中华医学会外科学分会及中华医学会核医学分会共同制订了符合中国国情的《甲状腺结节和分化型甲状腺癌诊治指南》,为推动甲状腺癌的诊治规范起到了积极的促进作用。Miccoli 甲状腺手术、其他入路腔镜甲状腺手术甚至近年来最流行的机器人手术使得甲状腺外科的术式更加丰富和完善。近年来手术器械及药物的发展也进一步推动了甲状腺外科的不断进步,包括超声刀、神经探测仪、双极电凝碳纳米技术等。

(1)外科理念的发展,规范化外科治疗

● 原发灶的外科处理是甲状腺癌整体外科治疗的最重要部分, 主导多数

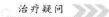

甲状腺癌患者预后的关键权重,也是甲状腺癌规范化治疗的重中之重。关注规范首先是强调外科术式,其次注重相应术式的外科指征把握。DTC 的外科术式只推介甲状腺腺叶+峡部切除、甲状腺全/近全切除术两类术式的合理选择,这与国际指南标准一致。目前国际上对于甲状腺癌的处理也逐渐趋向个体化治疗及多学科合作,由最初的大多主张行甲状腺全切除术,术后行放射性碘治疗,逐渐发展到对于低危组单侧病灶的甲状腺癌行一侧腺叶切除,而甲状腺全切除术后也根据患者的危险分层决定是否行放射性碘治疗,从而进一步减少治疗不足和过度治疗。

● 关于颈淋巴结清除术的范围,最新的进展是建议在超声介导临床 N 分期和危险评估基础上确立个体化方案,应遵从个体化治疗理念在中央区(Ⅵ)、扩大中央区(ⅡA、Ⅲ、Ⅳ、Ⅵ)以及全颈淋巴结清除术(Ⅱ~Ⅵ)中合理选定。值得一提的是,对于早期 DTC 是否同期实施中央区淋巴结清除,国内制订的最新标准有别于美国甲状腺学会(ATA)等国际指南。国内标准建议同期实施中央区清除,当然一定强调保留甲状旁腺和喉返神经。另外,颈部淋巴结清除术的外科技巧比较突出,外科操作应严格规范。该术式是头颈外科的标准术式,但在较多综合医院相关科室并无系统培训。未受专业训练的外科医生难以实现清除的彻底性,同时很容易出现神经与血管的损伤,因此普及专业培训问题十分必要。

● 要实现甲状腺癌外科的规范及科学有效,兄弟学科的支持十分重要,同样也离不开多学科协作模式理念,特别是诊断技术和内科辅助治疗。如术前的定性诊断是外科合理方案制订的前提,而定位、定量诊断又为个体化方案的实施提供了可能,快速发展的超声诊断技术均在此扮演最为重要的角色。

(2)外科技术及器械的发展

● 超声刀:超声刀是利用高频的声波震荡产生的机械能在切割组织的同时使组织凝固,从而起到止血的作用。与传统的电刀相比,超声刀具有较小的热损伤效应,较少烟雾形成,没有神经肌肉的电刺激作用。在许多临床研究中,超声刀都被证明可以缩短手术时间,减少术中出血量。

● 双极电凝:从最初的 Bipolar 到现在的 Ligasure,双极电凝系统在甲状腺

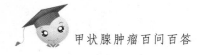

手术中的应用也有很多报道。一致的结论是 Ligasure 能缩短手术时间且不增加手术并发症。双极电凝镊非常适合处理细小血管，例如甲状腺三级血管分支。双极电凝镊具有以下优点：①电极非常尖细，因此可以紧贴甲状腺真被膜凝固进出甲状腺的微小血管；②双极电凝镊只在两个电极之间放电，对周围组织热损伤小。

● 碳纳米：碳纳米是由 150nm 碳团粒组成的混悬注射液，最初用作乳腺癌前哨淋巴结示踪剂。临床观察中发现，将碳纳米注射到甲状腺组织，几分钟内可使甲状腺黑染，并明确标示出肿瘤周围的黑染淋巴管和淋巴结，而甲状旁腺和喉返神经则未被染色。这样在术中即可轻松甄别出甲状腺及其周围正常组织的范围，只需将黑染组织清除，即能轻易地保留甲状旁腺和喉返神经，避免术后声音嘶哑、低血钙性搐搦等严重损伤。

● 神经探测仪：术中神经监测（IONM）是指应用各种神经电生理技术监测手术中处于危险状态的神经系统功能的完整性。IONM 可以定位和鉴别喉返神经，明确变异的神经组织，查找损伤点，帮助神经修复中的部位判定，预测术后声带功能。IONM 对甲状腺手术产生了革命性的影响，不仅手术更加合理，安全性提高，而且大大减少了医患纠纷。目前有多种设备在国内外临床应用。

● 机器人手术：机器人手术系统是现代远程信息技术、智能化工程技术与现代微创外科技术的结合。以达·芬奇系统为代表的机器人手术，结合了开放手术和腔镜手术的优势，并能克服其缺点，目前发展迅速，已在各种手术中有所应用。甲状腺手术是该系统最早在颈部手术的应用，是甲状腺手术的新方式。自 2009 年 Kang 首先报道 100 例达·芬奇机器人甲状腺手术以来，以 Kang 为代表的不少学者均认为机器人甲状腺手术是可行、安全及有效的。

目前，机器人甲状腺手术处于起步阶段，仅在韩国及美国进行，但机器人甲状腺手术的出现为甲状腺手术带来了新思路和新方法。达·芬奇机器人手术系统的高清影像和灵活的操作臂，不仅可在避免颈部瘢痕的基础上完成所有传统开放手术的操作，其操作的精细程度更能超越开放手术。虽然机器人甲状腺手术在操作的方式方法上并非属于真正的微创手术，但其绝对是一种不影响美观的手术，由此给甲状腺恶性肿瘤患者尤其是爱美的患者带来更多的选择。

109 甲状腺癌放射性碘治疗的进展情况如何?

放射性碘(RAI)治疗以往国内较国外使用比例低,尤其在肿瘤专科医院更为明显,更加强调外科治疗的重要性。的确,大多数未使用任何 RAI 治疗DTC患者仍可获得长期的无瘤生存甚至带瘤生存,但都增加了患者的经济负担并使少数患者存在肿瘤去分化的危险。另外一个重要的因素是进行 RAI 治疗要求甲状腺全或近全切除,一定程度上增加了甲状腺功能减退尤其是甲状旁腺功能减退患者的比例。但最新的研究表明,科学、规范的外科甲状腺全切除结合恰当、合理的 RAI 治疗将会使一些患者明显受益,尤其是治疗性应用和高危组的预防性使用。

110 甲状腺癌内分泌治疗的进展情况如何?

最新进展表明,甲状腺癌患者是否应用促甲状腺激素(TSH)抑制治疗应根据术后的复发危险度分层来判定,相关因素包括病理类型、包膜侵犯、多中心性、年龄、性别等。近年来,TSH 抑制治疗的理念发生了转变,提倡兼顾患者的肿瘤复发危险度和 TSH 抑制治疗的不良反应风险,制订个体化治疗目标,摒弃单一标准。在应用药物的同时也应避免过度抑制而造成骨质疏松、心律失常等不良反应。TSH 抑制治疗最佳目标:既能降低甲状腺癌的复发、转移和相关死亡率,又能减少外源性亚临床甲状腺功能亢进导致的不良反应,提高生存质量。

111 甲状腺癌靶向药物治疗的进展情况如何?

对大多数的分化型甲状腺癌患者,手术和正确采取放射性碘治疗已足够,而少数患者会发生进展、转移甚至危及生命,多数甲状腺髓样癌和未分化甲状腺癌更是较早发生局部侵犯及远处转移,发现时往往错失手术机会,而放化疗又对这两种肿瘤不敏感。因此,近年来逐渐出现了针对这些晚期难治性甲状腺癌的分子靶向药物,并且显示出较好的前景。甲状腺癌的分子靶点主要涉及酪氨酸激酶受体 RET 蛋白和 NTRK1 蛋白,G 蛋白 H-RAS、K-RAS 和 N-RAS,信号调节激酶丝/苏氨酸特异性激酶 (B-RAF)、磷脂酰肌醇 3-激酶 (PI3K)和

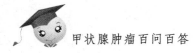

AKT1，核转录因子PPARγ1等多个位点。RET/PTC-RAS-RAF-MEK/ERK-丝裂原活化蛋白激酶(MAPK)信号传导通路是甲状腺癌发生的主要作用途径，约有80%的甲状腺癌通过上述路径的激活导致肿瘤的发生和发展。

Ⅱ期临床试验已经证实，一些靶向治疗药物的效果，包括阿昔替尼、

> **温馨提示**
>
> 目前主要的靶向药物及治疗方法包括：①肿瘤信号传导通路抑制剂；②生长及凋亡调节剂；③血管生成抑制剂；④免疫增强剂；⑤基因治疗。分子靶向治疗药物主要有小分子酪氨酸激酶抑制剂、表皮生长因子受体(EGFR)抑制剂和血管内皮生长因子受体(VEGFR)抑制剂等。

康普瑞丁磷酸二钠(CA4P)、莫特塞尼、安罗替尼、帕唑帕尼和沙利度胺，还有一些靶向药物正在进行Ⅲ期临床试验。近期美国FDA已经批准索拉非尼治疗晚期^{131}I治疗无效的分化型甲状腺癌。甲状腺癌的分子靶向治疗涉及众多复杂的细胞信号传导途径。虽然分子理论水平的阐述与临床试验的结果对比表明某些分子靶向药物的治疗效果还难以令人完全满意，但是随着越来越多的新的分子靶点的发现，与之对应的分子靶向药物开始进入临床试验期，因此甲状腺癌的分子靶向治疗也将迎来新的发展。相信未来我们能够将靶向治疗变成治疗威胁患者生命疾病的传统治疗方法。同时，应该选择适合的患者加入临床试验。

随着科技的不断进步，分子生物信息及技术的迅猛发展，甲状腺癌的诊断和治疗也将迈入一个崭新的科技化时代。这也为甲状腺癌的规范化诊疗、系统性随访提供更强有力的动力和支持。

康复疑问

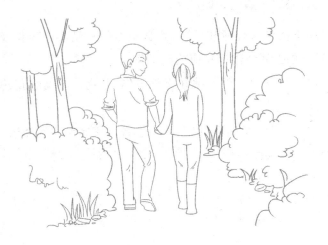

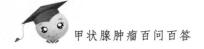

甲状腺肿瘤百问百答

112 甲状腺癌术后护理需要注意什么?

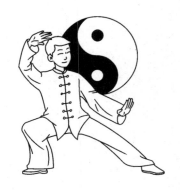

甲状腺癌术后一定要注意休息,休息时间可以根据患者的自身情况决定,可以选择3~4周。休息期间在活动上可以选择适度的轻体力活动,比如散步、打太极拳或是自己喜欢的轻度运动。

113 术后清淡半流质饮食包括什么?

半流质饮食包括稀饭、面汤、粥、藕粉等,清淡饮食忌肉、禽、蛋、奶、油、豆类等食物。

114 入院后患者一般需要做什么?

(1)病房护士接到入院通知后,会根据患者的病情准备床位及物品,对急诊及危重患者应根据病情做好相应抢救工作。

(2)病房护士与处置室护士做好交班工作,并主动热情接待患者,护送到指定床位。

(3)责任护士首先做好自我介绍,并为患者及家属做入院介绍。

护士的自我介绍及入院介绍

- 介绍主管医生及相关工作人员。
- 介绍住院规则及有关病室制度。
- 协助患者及家属熟悉病室环境及同室患者。

(4)建立病历、诊断卡、床头卡,测体温、脉搏、呼吸、血压、体重,做好相应记录。

(5)通知主管医生检查患者,并及时执行医嘱。

(6)主动了解病情及患者的心理状态、生活习惯等,并在24小时内完成入院评估,进行相关健康教育。

(7)入院后每日测量并记录生命体征4次,连续测3天。正常者改为每日1次,如果发生病情变化应随时监测生命体征,每日询问并记录大便次数,每周测量并记录体重、血压 1 次。

(8)重症患者建立重症护理记录,密切观察病情并详细记录。

入院后遵医嘱及时留取各种化验标本,协助患者做好各项检查。

115 全麻术后需要注意什么?

(1)去枕平卧,头偏向一侧,加床挡保护,专人护理至患者清醒。清醒后护士给予患者垫枕平卧位或低半卧位。

(2)护士会根据医嘱给予患者氧气吸入。

(3)每 15~30 分钟护士会为患者测血压、脉搏、呼吸 1 次,并记录至清醒、生命指标稳定。

(4)护士会备好吸痰用物,准备随时为患者吸痰,防止患者发生误吸,保持呼吸道通畅。

(5)患者还需要保暖及防止意外发生。

(6)护士会及时评估并解决出现的护理问题。

116 全麻术后出现恶心、呕吐怎么办?

(1)当患者出现呕吐症状时,护士会协助患者将头偏向一侧或取坐位、侧卧位,预防误吸。

(2)呕吐后护士会协助患者漱口、清洁口腔,并清理呕吐物、污染时更换清洁床单、开窗通风、去除异味。

(3)护士会密切观察呕吐物的性质、量、颜色、气味,必要时遵医嘱送检。

(4)护士会密切观察患者的生命体征、神志变化、营养状况等,发现异常及时通知医生。

(5)呕吐频繁者,需要暂禁食,遵医嘱应用止吐剂,静脉补注,维持水、电解质及酸碱平衡。

(6)护士指导患者放松慢慢深呼吸,分散对疾病的注意力。

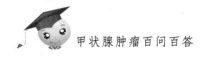

117 定期复查和随访意义重大吗?

因为甲状腺癌术后都需要服用甲状腺激素作为替代治疗,所以定期复查和随访可以帮助医生判断服用药物的剂量是否合适,从而降低肿瘤复发、早期发现复发或转移,以及改善患者生存质量。

118 治疗结束后总是担心会复发,有这个必要吗?

没有必要担心复发,过分担心只会引起焦虑心理,不利于疾病康复。只要按期做好复查是可以及时发现复发并给予及时的治疗及护理的。一般术后的复查时间分别在出院后 1 个月、3 个月、半年、1 年。

119 甲状腺癌治疗结束后可以参加工作吗?

甲状腺癌术后患者休息时间因病程及手术范围不同而有所区别。

(1)单纯甲状腺切除术患者出院后 1~3 个月,如体力恢复,无并发症发生,即可恢复工作。

(2)如手术范围较大,相对恢复时间也较长,一般需要恢复 3~6 个月。开始时可以从事轻体力劳动,不做重体力劳动,避免劳累。待恢复体力后,可恢复原来的工作。

(3)因手术瘢痕致颈部活动受限的患者,不宜从事驾驶员、高空作业等工作,以免发生危险。

120 甲状腺癌术后应如何进行颈部功能锻炼?

颈部功能锻炼可以帮助患者缓解颈肩部不适症状,如牵拉感、压迫感和手术区域疼痛。颈部活动包括前屈、左右侧弯、左右旋转等动作(头部向左右两方向转望,颈向下弯,使下颌抵于胸前,头再向左右下侧活动,使耳贴近肩部)。肩关节功能锻炼则有前举、后伸、侧举、内收、内转和外转等 6 个动作,患者需在专业人员指导下练习。

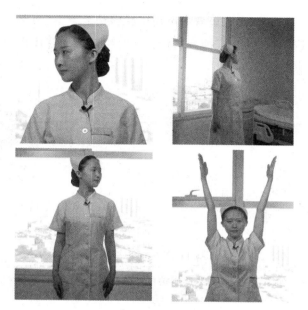

121 家庭成员该如何对患者进行心理疏导和日常照顾？

家庭成员应针对患者的情绪,合理沟通,细心倾听并引导患者述说自己的苦衷,用微笑、点头等身体语言表示理解,要给患者宣泄的机会,帮助患者身体放松,并疏导患者安稳睡眠,按时用药,合理饮食,以此缓解患者的不安情绪。患者的家庭成员应根据科学的出院健康教育内容,在日常生活中对患者的饮食、用药、瘢痕预防、运动、并发症观察及复查等方面给予患者全面的指导及护理。

122 患者需要忌食"发物"吗？

甲状腺癌患者术后宜进食清淡、高蛋白、高维生素饮食以利切口愈合。宜多吃增强免疫力食物,如蘑菇、香菇、木耳、红枣、薏米、新鲜水果等。多食具有消结散肿作用食物,如油菜、猕猴桃、芥菜等。少吃含碘量高食物,如紫菜、海带、带鱼等。我们建议术后1个月内避免食用发性食物。

123 甲状腺术后为什么要服用左甲状腺素钠片(优甲乐)？

甲状腺术后的患者由于手术切除了部分或全部的甲状腺,其分泌甲状腺

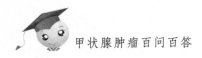

激素的功能减少或消失,多数患者会出现甲状腺功能减退,需要一种可以替代甲状腺的激素进行替代治疗或抑制治疗,此时优甲乐的替代作用就显得尤为重要,所以需要服用优甲乐。

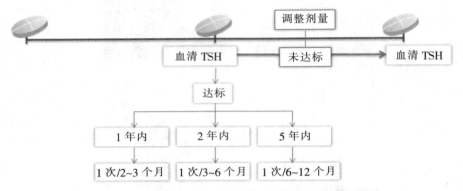

甲状腺术后调整左甲状腺素钠片(优甲乐)服用剂量时间表

124 左甲状腺素钠片(优甲乐)服药注意事项有哪些?

(1)早餐前空腹顿服。

(2)与维生素或补品间隔 1 小时。

(3)与含铁、含钙食物间隔 2 小时。

(4)与豆类、奶类间隔 4 小时。

(5)与考来烯胺、降脂树脂间隔 12 小时。

125 患者能进行哪些简单的体育锻炼?

患者回家后可以进行简单的体育锻炼,包括散步、打太极拳、跳一些舒缓的舞步,以自己不感到劳累为宜,避免进行剧烈的体育活动,如球类比赛、快速跑及健美操等。

参考文献

[1]Cooper DS, Doherty GM, Haugen BR, et al. Revised American Thyroid Association management guidelines for patients with thyroid nodules and differentiated thyroid cancer. Thyroid, 2009,19(11):1167−1214.

[2]Haugen BR, Alexander EK, Bible KC, et al. 2015 American Thyroid Association Management Guidelines for Adult Patients with Thyroid Nodules and Differentiated Thyroid Cancer: The American Thyroid Association Guidelines Task Force on Thyroid Nodules and Differentiated Thyroid Cancer. Thyroid, 2016,26(1):1−133.

[3]Tuttle RM, Haddad RI, Ball DW, et al. Thyroid carcinoma, version 2.2014. J Natl Compr Canc Netw, 2014,12(12):1671−1680; quiz 1680.

[4]李树玲,张伦,金凯,等.新编头颈肿瘤学.北京:科学技术文献出版社,2000.

[5]李树业,岳长生.头颈肿瘤手术学.西安:陕西科学技术出版社,1993.

[6]高明,魏松锋,李亦工,等.喉不返神经在甲状腺外科手术中的解剖特点及临床意义.中国实用外科杂志,2008,28(7):567−568.

[7]李亦工,高明,郑向前,等.原位保留甲状旁腺血供及甲状旁腺自体移植术.中华普通外科杂志,2008,23(8):603−608.

[8]郝希山.肿瘤手术学.北京:人民卫生出版社,2008.

[9]李树玲.新编头颈肿瘤学.北京:科学技术文献出版社.2002.

[10]甲状腺结节和分化型甲状腺癌诊治指南.中国肿瘤临床,2012,39(17):1249−1270.

[11]刘玉琴,张书全,陈万青,等.中国2003—2007年甲状腺癌发病死亡现状及流行趋势分析.中华流行病学杂志,2012,33(10):1044−1048.

[12]陈万青,张思维,郑荣寿,等.中国2009年恶性肿瘤发病和死亡分析.中国肿瘤,2013,22(1):2−12.

[13]Xing M. Molecular pathogenesis and mechanisms of thyroid cancer. Nat Rev Cancer, 2013,13(3):184−199.

[14]de Biase D, Gandolfi G, Ragazzi M, et al. TERT Promoter Mutations

in Papillary Thyroid Microcarcinomas. Thyroid, 2015,25(9):1013-1019.

[15]Ito Y, Miyauchi A, Inoue H, et al. An observational trial for papillary thyroid microcarcinoma in Japanese patients. World J Surg,2010,34(1):28-35.

[16]Ito Y, Uruno T, Nakano K, et al. An observation trial without surgical treatment in patients with papillary microcarcinoma of the thyroid. Thyroid, 2003 (13):381-387.

[17]Xing M, Alzahrani AS, Carson KA, et al. Association between BRAF V600E mutation and recurrence of papillary thyroid cancer. J Clin Oncol, 2015,33 (1):42-50.

[18]Jiang LH, Chen C, Tan Z, et al. Clinical Characteristics Related to Central Lymph Node Metastasis in cN0 Papillary Thyroid Carcinoma: A Retrospective Study of 916 Patients. Int J Endocrinol,2014;2014:385787.

[19]Zheng X, Wei S, Han Y, et al. Papillary microcarcinoma of the thyroid: clinical characteristics and BRAF (V600E) mutational status of 977 cases. Ann Surg Oncol,2013,20(7):2266-2273.

[20]Zheng X, Wang C, Xu M, et al. Progression of solitary and multiple papillary thyroid carcinoma—a retrospective study of 368 patients. Chin Med J, 2012,125(24):4434-4439.

[21]Zheng X, Wei S, Yu Y, et al. Genetic and clinical characteristics of head and neck paragangliomas in a chinese population. Laryngoscope,2012,122 (8):1761-1766.

[22]Zheng X, Xia T, Lin L, et al. BRAFV600E status and clinical characteristics in solitary and multiple papillary thyroid carcinoma—experience of 512 cases at a clinical center in China. World J Surg Oncol, 2012, 10(1):104.

[23] 郑向前. 甲状腺癌分子病因学研究进展. 中华内分泌外科杂志, 2012,6(4):268-269.

[24]郑向前,夏婷婷,赵静,等. 解读美国甲状腺学会 2011 年关于妊娠期甲状腺肿瘤的诊治指南. 中华普通外科杂志,2012,27(4):348-350.

[25]郑向前,夏婷婷,林琳,等.多灶性甲状腺乳头状癌BRAFv600E基因突变及临床生物学特性分析.中国肿瘤临床,2011,38(21):1326-1329.

[26]郑向前,林琳,夏婷婷,等.美国甲状腺学会2009年分化型甲状腺癌诊治指南解读.中华普通外科杂志,2011,26(4):349-352.

[27]郑向前,高明,于洋,等.甲状腺癌的生物学特性及其超声诊断.现代肿瘤医学,2010,18(2):269-271.

[28]郑向前,高明,程文元,等.甲状腺转移癌的临床生物学特征分析.中华普通外科杂志,2009(24):419-420.

[29]郑向前,高明,等.甲状腺癌超声介导诊断及临床分期.中华普通外科杂志,2008,23(5):324-328.

[30]郑向前,高明,等.甲状腺乳头状癌肺转移与细支气管肺泡癌的鉴别诊断.中国肿瘤临床,2007,34(22):1302-1305.

[31]郑向前,董丽,高明.甲状腺恶性肿瘤治疗研究进展.中华普通外科杂志,2016,31(2):175-176.

[32]Ito Y, Fukushima M, Higashiyama T, et al. Tumor size is the strongest predictor of microscopic lymph node metastasis and lymph node recurrence of N0 papillary thyroid carcinoma. Endocr J,2013,60(1):113-117. Epub 2012 Oct 9.

[33]Glenn JA, Yen TW, Fareau GG, et al. Institutional experience with lateral neck dissections for thyroid cancer. Surgery,2015,158(4):972-978.

[34]Zheng X, Wei S, Han Y, et al. Papillary microcarcinoma of the thyroid: clinical characteristics and BRAF (V600E) mutational status of 977 cases. Ann Surg Oncol,2013,20(7):2266-2273.

[35]Zhang L, Wei WJ, Ji QH, et al. Risk factors for neck nodal metastasis in papillary thyroid microcarcinoma: a study of 1066 patients. J Clin Endocrinol Metab,2012,97(4):1250-1257.

[36]Soares P, Celestino R,Gaspar da Rocha A, et al. Papillary thyroid microcarcinoma: how to diagnose and manage this epidemic. Int J Surg Pathol, 2014,22(2):113-119.

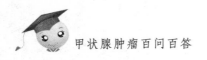
[37]彭琛,魏松锋,郑向前,等. 1401 例甲状腺微小乳头状癌临床病理特征及中央区淋巴结转移危险.中国肿瘤临床,2016,43(3):95-99.

[38]Torre LA, Siegel RL, Ward EM, et al. Global Cancer Incidence and Mortality Rates and Trends-An Update. Cancer Epidemiol Biomarkers Prev. 2015 Dec 14. [Epub ahead of print].

[39]Howlader N, Noone AM, Krapcho M, et al. 2015 SEER Cancer Statistics. Review, 1975-2012, Bethesda, MD: National Cancer Institute.

[40]Yu Y, Dong L, Li D, et al. Targeted DNA Sequencing Detects Mutations Related to Susceptibility among Familial Non-medullary Thyroid Cancer. Sci Rep,2015,5:16129.

[41]Li D, Gao M, Li X, et al. Molecular Aberrance in Papillary Thyroid Microcarcinoma Bearing High Aggressiveness: Identifying a "Tibetan Mastiff Dog" from Puppies. J Cell Biochem,2016 Feb 3. doi: 10.1002/jcb.25506.

[42]Chen W, Zheng R, Baade PD, et al. Cancer statistics in China, 2015. CA Cancer J Clin,2016 Jan 25. doi: 10.3322/caac.21338c

[43]Siegel RL, Miller KD, Jemal A. Cancer statistics, 2015. CA Cancer J Clin,2015,65(1):5-29.

[44]Leenhardt L, Erdogan MF, Hegedus L, et al. 2013 European Thyroid Association guidelines for cervical ultrasound scan and ultrasound-guided techniques in the postoperative management of patients with thyroid cancer. Eur Thyroid J,2013,2:147-159.

[45]Cooper DS, Doherty GM, Haugen BR, et al. Revised American Thyroid Association management guidelines for patients with thyroid nodules and differentiated thyroid cancer. Thyroid, 2009,19:1167-1214.

[46]Moses W, Weng J, Kebebew E. Prevalence, clinicopathologic features, and somatic genetic mutation profile in familial versus sporadic non-medullary thyroid cancer. Thyroid,2011,21:367-371.

[47]Moon HJ, Sung JM, Kim EK, et al. Diagnostic performance of gray-

scale US and elastography in solid thyroid nodules. Radiology,2012,262:1002 − 1013.

[48]Horvath E, Majlis S, Rossi R, et al. An ultrasonogram reporting system for thyroid nodules stratifying cancer risk for clinical management. J Clin Endocrinol Metab,2009,94: 1748−1751.

[49]Russ G, Royer B, Bigorgne C, et al. Prospective evaluation of thyroid imaging reporting and data system on 4550 nodules with and without elastography. Eur J Endocrinol. 2013, 168:649−655.

[50]Crippa S, Mazzucchelli L, Cibas ES, et al. The Bethesda System for reporting thyroid fine-needle aspiration specimens. Am J Clin Pathol,2010,134:343− 344.

[51]Bongiovanni M, Spitale A, Faquin WC, et al. The Bethesda System for Reporting Thyroid Cytopathology: a meta-analysis. Acta Cytol,2012,56:333− 339.

[52]Wu HH, Rose C, Elsheikh TM. The Bethesda system for reporting thyroid cytopathology: an experience of 1,382 cases in a community practice setting with the implication for risk of neoplasm and risk of malignancy. Diagn Cytopathol,2012,40:399−403.

[53]Hay ID, Hutchinson ME, Gonzalez-Losada T, et al. Papillary thyroid microcarcinoma: a study of 900 cases observed in a 60-year period. Surgery, 2008,144:980−987.

[54]Niemeier LA, Kuffner AH, Song C, et al. A combined molecular-pathologic score improves risk stratification of thyroid papillary microcarcinoma. Cancer,2012,118:2069−2077.

[55]Xing M, Liu R, Liu X, et al. BRAFV600E and TERT promoter mutations cooperatively identify the most aggressive papillary thyroid cancer with highest recurrence. J Clin Oncol,2014,32:2718−2726.

[56]Nikiforov YE, Steward DL, Robinson-Smith TM, et al. Molecular

testing for mutations in improving the fine-needle aspiration diagnosis of thyroid nodules. J Clin Endocrinol Metab,2009,94:2092-2098.

[57]Kim E, Park JS, Son KR, et al. Preoperative diagnosis of cervical metastatic lymph nodes in papillary thyroid carcinoma: comparison of ultrasound, computed tomography, and combined ultrasound with computed tomography. Thyroid,2008,18:411-418.

[58]Adam MA, Pura J, Gu L, et al. Extent of surgery for papillary thyroid cancer is not associated with survival: an analysis of 61,775 patients. Ann Surg, 2014,260: 601-605.

[59]Randolph GW, Duh QY, Heller KS, et al. The prognostic significance of nodal metastases from papillary thyroid carcinoma can be stratified based on the size and number of metastatic lymph nodes, as well as the presence of extranodal extension. Thyroid,2012,22:1144-1152.

[60]Adam MA, Pura J, Goffredo P, et al. Presence and number of lymph node metastases are associated with compromised survival for patients younger than age 45 years with papillary thyroid cancer. J Clin Oncol,2015,33:2370-2375.

[61]Raffaelli M, De Crea C, Sessa L, et al. Prospective evaluation of total thyroidectomy versus ipsilateral versus bilateral central neck dissection in patients with clinically node-negative papillary thyroid carcinoma. Surgery,2012,152:957-964.

[62]Barbesino G, Goldfarb M, Parangi S, et al. Thyroid lobe ablation with radioactive iodine as an alternative to completion thyroidectomy after hemithyroidectomy in patients with follicular thyroid carcinoma: long-term follow-up. Thyroid,2012,22:369-376.

[63]Nascimento C, Borget I, Al Ghuzlan A, et al. Persistent disease and recurrence in differentiated thyroid cancer patients with undetectable postoperative stimulated thyroglobulin level. Endocr Relat Cancer,2011,18:R29-R40.

[64]Al-Saif O, Farrar WB, Bloomston M, et al. Long-term efficacy of lymph

node reoperation for persistent papillary thyroid cancer. J Clin Endocrinol Metab, 2010,95:2187−2194.

[65]Lamartina L, Durante C, Filetti S, et al. Low risk differentiated thyroid cancer and radioiodine remnant ablation: a systematic review of the literature. J Clin Endocrinol Metab,2015,100:1748−1761.

[66]Han JM, Kim WG, Kim TY, et al. Effects of low-dose and high-dose postoperative radioiodine therapy on the clinical outcome in patients with small differentiated thyroid cancer having microscopic extrathyroidal extension. Thyroid, 2014,24:820−825.

[67]Sugitani I, Fujimoto Y. Does postoperative thyrotropin suppression therapy truly decrease recurrence in papillary thyroid carcinoma? A randomized controlled trial. J Clin Endocrinol Metab,2010,95:4576−4583.

[68]Goetz MP, Callstrom MR, Charboneau JW, et al. Percutaneous image-guided radiofrequency ablation of painful metastases involving bone: a multicenter study. J Clin Oncol,2004,22:300−306.

[69]Ito Y, Tomoda C, Uruno T, et al. Clinical significance of metastasis to the central compartment from papillary microcarcinoma of the thyroid. World J Surg,2006,30:91−99.

[70]Haymart MR, Banerjee M, Stewart AK, et al. Use of radioactive iodine for thyroid cancer. JAMA,2011,306:721−728.

[71]Untch BR, Palmer FL, Ganly I, et al. Oncologic outcomes after completion thyroidectomy for patients with welldifferentiated thyroid carcinoma. Ann Surg Oncol,2014,21:1374−1378.

[72]于洋,高明,张飞,等. 遗传型甲状腺髓样癌肿瘤休眠现象与 RET 基因突变.中华肿瘤杂志,2008,30(7):532−533.

[73]于洋,高明,冯影,等. 甲状腺髓样癌外科处理与基因筛查原则探讨.中国肿瘤临床,2007,34(21):1226−1228.

[74]于洋,高明.甲状腺髓样癌研究进展. 现代肿瘤医学,2008,16(7):1242−

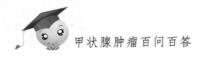甲状腺肿瘤百问百答

1245.

[75]于洋,高明,杨力珍,等.PET/CT 在甲状腺癌中的应用.现代肿瘤医学,2006,14(12):1509-1512.

[76]于洋,高明.甲状腺癌分子靶向治疗进展.中华肿瘤防治杂志,2008,15(8):632-635.

[77]Kodama Y, Asai N, Kawai K,et al. The RET proto-oncogene: a molecular therapeutic target in thyroid cancer. Cancer Sci,2005,96(3):143-148.

[78]于洋,高明.甲状腺髓样癌生物治疗的研究进展.中华耳鼻咽喉头颈外科杂志,2007,42(10):794-796.

[79]Gregory W. Randolph. Surgery of the thyroid and parathyroid glands. USA:Saunders. 2003.

[80]周庚寅,觉道健一.甲状腺病理与临床.北京:人民卫生出版社.2005.

[81]Lucia Maetini. 内分泌疾病百科全书Ⅻ甲状腺. 北京:科学出版社,2008.

[82] 马霄,詹培琳.30000 例地方性甲状腺肿外科手术治疗.西安:陕西科学技术出版社,1983:80-94.

[83]高绪文,李继莲.甲状腺疾病.北京:人民卫生出版社.1999:91-124.

[84]白耀.甲状腺病学.北京:科学技术文献出版社,2003.

[85]张木勋,吴亚群.甲状腺疾病诊疗学.北京:中国医药科技出版社,2006.

[86]王克诚.甲状腺外科学.石家庄:河北科学技术出版社,1998:105-134.

[87]胡凤楠,滕晓春,滕卫平,等.不同碘摄入量地区居民甲状腺肿和甲状结节的流行病学对比研究.中国地方病学杂志,2002,21(6):464-467.

[88]于志恒,刘守军,朱惠民,等.碘和甲状腺肿流行规律的发现、检验和建立.中国地方病学杂志,2004,23(3):195-197.

[89]钱春花,唐伟.环境内分泌干扰物与甲状腺疾病关系的研究进展.国外医学卫生学分册,2006,33(2):106-109.

[90]于钧,张智毅,石玉霞.氟对甲状腺形态的影响.中国地方病学杂志,2007,26(3):156-157.

[91]才琪,李红.氟对大鼠甲状腺形态、甲状腺过氧化酶活性及血清甲状腺激素的影响.辽宁医学院学报,2009,30(5):407-410.

[92]陈佳瑞,王家东.桥本甲状腺炎与甲状腺乳头状癌相关性的研究进展.现代肿瘤医学,2009,17(12):2449-2451.

[93]朱国华.21例桥本氏病合并甲状腺癌诊疗分析.中国慢性病预防与控制,2007,15(3):260.

[94]韩辉,何建军,任予,等.甲状腺桥本氏病与癌并存9例报告.现代肿瘤医学,2003,11(3):217.

[95]贺亮,张浩,董文武,等.结节性甲状腺肿并存甲状腺癌262例回顾性分析.中国实用外科杂志,2010,30(10):871-873.

[96]刘习红,邹春招,钟晓华,等.Ras基因和c-myc基因在结节性甲状腺肿合并甲状腺癌中的表达.河北医学,2008,14(9):1032-1034.

[97]杨家红,谢嵘.结节性甲状腺肿与甲状腺癌并存的诊治探讨.临床医学工程,2009,16(11):52-53.

[98]叶玉玲,董郡.外科病理学.2版.武汉:湖北科学技术出版社,1999:1296-1314.

[99]Hermus AQ, Huysmans DA. Treatment of benign nodular thyroid disease. N Englmed, 1998, 338(20): 1438-1447.

[100]张鸽文,朱斯维,王志明.结节性甲状腺肿合并甲状腺癌的诊断与治疗.中国普通外科杂志,2010,19(5):467-470.

[101]钱家成,谢底亚,徐宏锋,等.结节性甲状腺肿合并甲状腺癌59例临床分析.浙江临床医学,2008,10(10):1319-1321.

[102]吴莉莉,郑荣琴,陈军,等.结节性甲状腺肿合并甲状腺癌与单纯甲状腺癌超声表现比较.中国误诊学杂志,2009,9(25):6115-6116.

[103]杨志英,唐伟松.甲状腺机能亢进与甲状腺癌.中国实用外科杂志,1995,15(2):91-93.

[104]徐少明,沈延澄.Graves病合并甲状腺癌21例报告.临床外科杂志,1995,3(3):121-122.

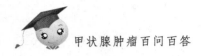
[105]Erbil Y, Bozbora A, Barbaros U,et al. Surgical Management of Substernal Goiters: Clinical Experience of 170 Cases.Surg Today,2004,34:732-736.

[106]Vadasz P,Kotsis L.Surgical aspects of 175 mediastinal goiters. European Journal of Cardio-Thoracic Surgery,1998,14(10):393-397.

[107]Hedayati N, Christopher R. The clinical presentation and operative management of nodular and diffuse substernal thyroid disease Am Surg,2002,68 (3):245-251.

[108]Grainger J, Saravanappa N, D'souza A, et al.The surgical approach to retrosternal goiters: The role of computerized tomography.Otolaryngology-Head and Neck Surgery, 2005,132 (6):849-851.

[109]Christian A. Molecular pathogenesis of MEN2-associated tumors. Fam Cancer, 2005, 4: 3-7.

[110]Kodama Y,Asai N, Kawai K,et al. The RET proto-oncogene: a molecular therapeutic target in thyroid cancer. Cancer Sci,2005,96(3):143-148.

[111]Groot JW, Links T, Plukker J, et al. RET as a diagnostic target in sporadic and hereditary endocrine tumors. Endocr Rev,2006,27(5):535-560.